JULES BERNARD LUYS

LES ÉMOTIONS

DANS L'ÉTAT

D'HYPNOTISME

ET L'ACTION À DISTANCE
DES SUBSTANCES
MÉDICAMENTEUSES OU TOXIQUES

Elibron Classics
www.elibron.com

Elibron Classics series.

ISBN 1-4212-3422-X (paperback)
ISBN 1-4212-3421-1 (hardcover)

This Elibron Classics Replica Edition is an unabridged facsimile of the edition published in 1890 by J.-B. Baillière et Fils, Paris.

BIBLIOTHÈQUE SCIENTIFIQUE CONTEMPORAINE

Les Émotions

DANS L'ÉTAT

D'HYPNOTISME

LYON. — IMPRIMERIE PITRAT AINÉ, 4, RUE GENTIL

HYPNOTISME EXPÉRIMENTAL

Les Émotions

DANS L'ÉTAT

D'HYPNOTISME

ET L'ACTION A DISTANCE

DES SUBSTANCES MÉDICAMENTEUSES OU TOXIQUES

PAR

J. LUYS

MEMBRE DE L'ACADÉMIE DE MÉDECINE
MÉDECIN DE LA CHARITÉ

Avec vingt-huit Photogravures

PARIS

LIBRAIRIE J.-B. BAILLIERE ET FILS

RUE HAUTEFEUILLE, 19, PRÈS DU BOULEVARD SAINT-GERMAIN

1890

PRÉFACE

Les recherches qui suivent, sur les émotions expérimentalement provoquées chez les sujets en état d'hypnotisme, n'ont pas été sans avoir sollicité, au moment où elles ont paru, un notable sentiment d'étonnement dans le milieu scientifique contemporain.

A ce sentiment d'étonnement est venue se joindre naturellement une réaction inverse de scepticisme allant jusqu'à la négation complète des faits allégués; et même, la plaisanterie que l'on retrouve partout en France, à propos des choses qui y prêtent le moins, s'étant mêlée de la partie, on a vu quelques beaux esprits faire des épigrammes à ce sujet et s'égayer doctement sur l'action des corps à distance, laquelle pouvait devenir, disaient-ils, une méthode féconde en imprévus thérapeutiques de toutes sortes.

Il n'y a vraiment pas de quoi s'étonner de ces choses ; cela est très humain. — N'est-il pas dans la destinée de toutes les questions nouvelles, qui surgissent inopinément et qui demandent à prendre leur place au soleil, d'être bafouées au début et considérées immédiatement comme gênantes ?

Elles dérangent le calme des esprits rassis ; elles troublent l'harmonie de leur lassitude, et, pour bon nombre de ceux qui n'ont plus de feuillets blancs disponibles dans leur agenda psychologique, elles sont d'emblée jugées comme suspectes, comme matières de rebut, et considérées comme indignes de prendre place parmi la liste des vérités officiellement consacrées.

L'Académie de médecine, devant laquelle, comme on le sait, j'avais cru devoir présenter mes recherches originales sur ce domaine spécial de la neurologie, ne voulut pas paraître accepter par son silence la lecture d'un pareil travail faite devant elle. — Pour éclairer ses convictions, elle nomma une Commission prise dans son sein, chargée d'examiner mes propositions et de la renseigner sur leur valeur.

Cette Commission scientifique, dont la plupart des membres n'avaient pas dirigé leurs méditations dans ce coin si spécial et si délicat de la neurologie, se mit néanmoins à l'œuvre, et, après avoir assisté à une série d'expériences dont on peut trouver les détails très consciencieusement exposés dans les comptes rendus insérés au *Bulletin* de l'Académie, nomma un rapporteur.

On peut voir dans la lecture de ce travail très habilement conçu, que l'auteur s'est efforcé d'une part de rendre une parfaite justice (ainsi qu'il est dit dans les procès-verbaux) aux faits évidents que j'avais exposés et que lui et la Commission ont dûment constatés ; — et d'autre part que, pour ne pas heurter les instincts de prudence et de circonspection qui inspirent toute commission scientifique redoutant avant tout de s'aventurer dans des régions inconnues, il chercha à corriger les conclusions incluses dans les procès-verbaux, et finalement accorda d'une main ce qu'il refusait de l'autre. — Ce compromis habile était-il de mise en ce cas?

Ceux, en effet, qui s'intéressent à ces questions nouvelles et qui aiment à asseoir leurs convictions, non pas sur des appréciations, mais bien sur des documents authentiques, pourront lire avec intérêt, dans le compte rendu des séances de la Commission, la contre-partie du rapport[1].

Ils reconnnaîtront ainsi *de visu*, que toutes les expériences que j'avais annoncées ont été refaites par moi et vérifiées devant la Commission ; — et bien plus, que les grandes lignes de mon travail ont été confirmées à l'aide des dispositifs spéciaux imaginés par la Commission elle-même.

Ils seront facilement amenés à constater qu'il est exact de dire que chez les sujets en état d'hypnotisme, on peut, à l'aide de certaines substances enfermées dans des tubes de verre et tenues à distance, déterminer des convulsions, des hallucinations, des émotions variées de joie, de tristesse, de douleur ; — solliciter des troubles, des mouvements de la pupille, des gonflements instantanés de la

[1] *Bulletin de l'Académie de médecine*, 1888, p. 341 et suiv.

région thyroïdienne et des perturbations concomitantes de l'innervation cardiaque, pulmonaire et abdominale, etc.

Toutes ces réactions étonnantes ont été vues, vérifiées et inscrites dans les procès-verbaux de la Commission ; c'est là un fait indiscutable qui suffit à démontrer le bien-fondé des expériences dont j'ai déjà entretenu le public.

Je tiens seulement à édifier mes lecteurs sur la façon plutôt diplomatique que scientifique dont le rapport officiel de la Commission a été conçu, et à signaler tout particulièrement à leur attention que ce rapport n'exprime que l'opinion *seule* de la Commission, et que l'Académie de médecine, réservant son jugement, reste en dehors du débat. Elle n'a pas à intervenir, comme l'a très judicieusement exprimé son honorable président, dans l'appréciation des travaux d'un de ses membres. On trouvera, à la fin de ce volume, ma réponse devant l'Académie au rapport de la Commission.

Je n'insiste pas; la question de l'action dynamique des substances et agents physiques agissant à distance chez les sujets en état d'hynoptisme est posée ; — elle marche, elle s'appuie sur des documents qui deviennent de plus en plus nombreux, et malgré les faits en apparence contradictoires, qui proviennent d'expériences mal faites et d'expérimentateurs mal habiles, elle est destinée, quoi qu'on dise, à prendre place dans le domaine scientifique, et à devenir un chapitre naturel de la physiologie du système nerveux.

Je tiens encore à répéter ceci : il n'y a pas seulement dans ces nouvelles et intéressantes recherches un simple phénomène de neurologie pathologique à constater, — il y a derrière elle une série de phénomènes d'une plus grande amplitude appartenant à la physique générale, qui touchent non seulement aux actions dynamiques des corps sur les fibres nerveuses de l'être vivant, mais encore qui, pénétrant dans les replis les plus reculés du for intérieur, sont susceptibles de mettre en branle les cordes variées de l'émotivité humaine.

Et, pour peu qu'on veuille poursuivre, on se trouvera fatalement en présence de ce problème des mouvements moléculaires de la matière qui relient dans une synergie mystérieuse l'action de l'aimant à celle des courants électriques et des courants nerveux.

Cette troisième édition renferme des recherches nouvelles qui confirment, d'une façon concordante, les faits exposés dans la première ; elle contient de plus des expériences inédites et tout à fait originales, relatives d'une part à l'action des verres colorés sur la sollicitation des régions émotives, et d'autre part, à l'action sympathique exercée sur deux sujets hypnotisés, dont les émotions variées, provoquées par l'expérimentateur, se mettent, à distance, à l'unisson les unes des autres. — Enfin, dans deux chapitres additionnels, j'ai parlé de l'action propre des miroirs rotatifs au point de vue de l'hypnose et du dédoublement de la faculté émotive pouvant être isolément sollicitée à droite et à gauche, en donnant ainsi naissance à des manifestations dissemblables.

J. LUYS.

Janvier 1890.

Les Émotions

DANS L'ÉTAT

D'HYPNOTISME

CHAPITRE PREMIER

CONSIDÉRATIONS GÉNÉRALES

Les personnes qui suivrent avec intérêt les divers problèmes qu'à soulevés, dans ces dernières années, l'étude scientifique des phénomènes de l'hypnotisme ne sont pas sans avoir eu connaissance des très intéressantes expériences que M. Bourru, professeur de pathologie médicale, et M. Burot, professeur de médecine légale à l'École de médecine de Rochefort, ont communiquées au Congrès de Grenoble, sous le titre suivant : *Actions à distance des substances médicamenteuses* [1].

[1] *Comptes rendus de l'Association française pour l'avancement des sciences*, p. 18?, 1885.

Ces expériences ont été consignées, en 1886, dans un travail du Dr Berjon, médecin de deuxième classe de la marine [1].

MM. Bourru et Burot ont eux-mêmes exposé leur découverte, dans les deux volumes qu'ils ont publiés en 1887 et 1888 [2].

Nos savants confrères, conduits par des expériences antérieures et une heureuse curiosité scientifique, sont arrivés à reconnaître que certaines substances médicamenteuses ou toxiques, placees en présence du sujet hypnotisé, à une distance de 8 à 10 centimètres, étaient susceptibles de déterminer chez ce sujet des réactions spéciales en accord avec leur propriété spécifique intrinsèque. C'est ainsi que l'opium était apte à déterminer le sommeil; les spiritueux, l'ivresse avec ses modalités variées, suivant qu'on employait telle ou telle substance alcoolique; l'eau de laurier-cerise, un état d'extase religieuse; l'ipéca, les vomissements; la poudre de cantharides, le priapisme avec besoin

1 *La grande hystérie chez l'homme*, J.-B. Baillière, Paris, 1886.

2 *La Suggestion mentale et l'action à distance des substances toxiques et médicamenteuses*, 1887, 1 vol. in-16 avec 10 pl., et *Variations de la personnalité*, 1 vol. in-16 avec 15 pl., 1888 (J.-B. Baillière et fils).

d'uriner, et que la valériane enfin provoquait des impulsions à gratter la terre.

L'idée de rechercher l'action des substances médicamenteuses à distance avait été suggérée à MM. Bourru et Burot, dans leurs expériences de métalloscopie, quand ils virent l'or déterminer de la brûlure, non seulement au contact de la peau, mais encore à une distance de 10 centimètres, et l'iodure de potassium donner lieu à des bâillements et à des éternuements. Ils eurent recours à diverses substances médicamenteuses et reconnurent que l'opium appliqué sur la tête produisait un profond sommeil. Dès lors, les résultats bien imprévus de leurs expériences s'élargirent de plus en plus, et ils marchèrent dans cette voie de surprise en surprise, mais toujours guidés par des déductions rigoureuses.

Ces expériences si imprévues, et qui déconcertent de prime saut tout ce que nous croyons actuellement savoir sur l'action des substances médicamenteuses et toxiques sur les corps vivants, ont jeté un vif émoi dans le monde scientifique. Elles empruntaient au terrain même sur lequel elles étaient constituées, ainsi qu'à la façon méthodique et correcte dont elles avaient été exposées, un caractère tout spécial d'étrangeté qui a soulevé tout d'abord bien des étonnements; étonnement légitime, du reste, qui accompagne toujours une idée nouvelle qui demande à prendre place dans le domaine scientifique.

Ce mouvement d'étonnement s'est traduit par le langage caractéristique suivant, tenu au Congrès par M. le Dr Duplouy, directeur de l'École de médecine de Rochefort :

« Les faits que vient d'énoncer M. Burot m'avaient paru si étranges qu'avant de les accepter j'ai dû les contrôler moi-même. Je dois dire que mon étonnement a été grand, et que ces constatations, qui tiennent du merveilleux, sont indéniables. J'ai vérifié manifestement l'action à distance de la valériane et de la cantharidine dans des conditions telles que, les flacons étant fréquemment mélangés, aucune supercherie ne pouvait exister. J'ai dû me rendre à l'évidence bien que, de par mon caractère, je sois désolé d'accepter ces faits qui paraissent surnaturels. »

Et dans ce cas particulier, le scepticisme était d'autant mieux appuyé qu'il s'agissait d'hypnotisme et de sujets hystériques. Si on n'incrimina pas la bonne foi des honorables savants qui étaient venus exposer les résultats de leurs travaux, on insinuait au moins des doutes sur la bonne foi et les tendances suspectes des sujets mis en expérience.

Quand on touche, dans le monde des gens qui par position dirigent l'opinion, aux problèmes qui ont rapport à l'hystérie, à l'hypnotisme, on excite d'emblée soit une attention négative, soit des réserves hypocrites. On n'ose pas discuter sur ce terrain; les timides ont toujours peur d'être trompés, et ils admettent généralement que les expériences faites sur des hystériques sont toutes plus ou moins entachées d'imposture et qu'on n'en doit rien croire.

Je fais incidemment allusion, de concert du reste avec un certain nombre de mes confrères qui s'occupent de maladies nerveuses, à une certaine tendance de l'opinion médicale que je considère comme mauvaise, quand il s'agit d'expériences touchant les sujets hystériques et contre laquelle il est bon et humain de réagir. Car s'il est incontestable qu'il existe un certain nombre de sujets hystériques qui sont portés à accomplir toutes les excentricités possibles et à dissimuler d'une façon très experte leurs impressions et leurs actions, il en est au contraire un grand nombre dont l'état mental n'est pas tourné dans cette direction. En réalité, leur niveau intellectuel est assez peu élevé, et quand on vit avec ces sujets depuis cinq ou six ans dans une véritable familiarité, on peut connaître à fond leur caractère, leurs tendances, leurs habitudes, et c'est ainsi, par une pratique continue, qu'on peut avoir une quasi-certitude sur la valeur des manifestations morbides présentées par ces sujets et au besoin se porter garant de leur sincérité.

Vivement intéressé par les expériences de mes confrères de Rochefort, je me suis mis en mesure de les vérifier par des recherches comparatives, et ayant eu la bonne fortune d'avoir à ma disposition des sujets hystériques hypnotisables du sexe féminin dont je connaissais depuis plusieurs années les allures normales du caractère et les modalités pathologiques, j'ai pu employer sur eux les nouvelles méthodes d'investigation et, je m'empresse de le dire, vérifier dans les principaux points les expériences si curieuses dont le monde scientifique doit la connaissance à MM. Bourru et Burot.

J'ai pu ainsi, soit en agissant sur des sujets différents, soit en répétant les mêmes expériences sur le même sujet à plusieurs semaines d'intervalle, constater des manifestations identiques, et reconnaître que les phénomènes de l'action des corps à distance se reproduisaient identiquement d'une façon fidèle.

J'ai constaté des phénomènes analogues par l'emploi des aimants.

Mes recherches personnelles ont porté sur un grand nombre de corps, quatre-vingt-sept environ. J'ai constaté l'action des corps sous la forme gazeuse, liquide et solide. J'ai étudié principalement l'action des corps usités en thérapeutique : la morphine, la strychnine, l'atropine, la narcéine, le bromure de potassium, les spiritueux, les essences aromatiques, et, au fur et à mesure que l'action propre de chacune de ces substances se révélait sur la physionomie ou l'attitude du sujet, je prenais un cliché photographique destiné à servir de témoin des troubles somatiques déterminés par telle ou telle substance

J'ai reconnu ainsi quelles ressources nouvelles ce moyen d'investigation était susceptible d'apporter dans le domaine, encore si peu connu, de la psychologie expérimentale, et combien il était important de pouvoir isoler, d'une façon nette et précise, certaines facultés confondues avec les phénomènes psychiques proprement dits : les facultés émotives. Elles peuvent être ainsi isolément sollicitées par telle ou telle substance, provoquées sous des formes variées et révéler ainsi leur indépendance fonctionnelle vis-à-vis de la Personnalité consciente, qui reste en dehors des phénomènes expérimentaux et n'est nullement ébranlée par eux.

J'ai encore pu constater ces phénomènes psychologiques d'une grande valeur, c'est que les actes trophiques qui dépendent de la vie végétative sont aussi aptes à se révéler sous l'action stimulatrice de certaines substances chez les sujets hypnotisés.

Ainsi, à différentes reprises et avec des substances différentes, j'ai pu observer incontestablement un trouble profond dans la circulation de la région du cou, le gonflement thyroïdien, la turgescence de la face. Dans d'autres circonstances, c'étaient des troubles des muscles inspirateurs, l'accélération du pouls et même des mouvements désordonnés avec arrêt du cœur. Dans d'autres circonstances, j'ai suscité des vomissements et des troubles intestinaux.

Je me propose, dans l'exposé des recherches qui vont suivre, d'aborder successivement les sujets suivants :

Dans le deuxième chapitre, je traiterai tout d'abord des procédés techniques mis en usage pour obtenir des résultats comparables, avec garanties contre les causes d'erreur.

Dans le troisième chapitre, je m'occuperai de la méthode expérimentale à mettre en usage.

Je rappellerai les phénomènes nouveaux de l'hypnotisme et montrerai par quelles transitions insensibles les processus déterminés par l'action à distance des substances médicamenteuses et toxiques se rapprochent des précédents et forment ainsi un ensemble de faits similaires.

Dans le quatrième chapitre, j'exposerai la symptomatologie générale des états émotifs déterminés par l'action des substances en expérience, en indiquant la marche naturelle et les diverses modalités des phénomènes en évolution.

Dans le cinquième chapitre, je traiterai de la sollicitation des régions émotives par l'action de verres diversement colorés.

Dans le sixième chapitre, j'exposerai la transmission à distance des émotions d'un sujet hypnotisé à un autre.

Dans le septième chapitre, je parlerai du dédoublement de la faculté émotive pouvant être isolément sollicitée, à droite et à gauche, en donnant ainsi naissance à des manifestations dissemblables.

Dans le huitième chapitre, je signalerai principalement l'importance spéciale que cette nouvelle méthode peut avoir dans la thérapeutique des maladies mentales et nerveuses, en insistant surtout sur les précautions à prendre pour la mettre en usage et sur les dangers qu'elle peut faire courir aux expérimentateurs trop entreprenants.

Dans le neuvième chapitre je parlerai des substances que j'ai employées dans mes expériences et des sujets sur lesquels je les ai opérées.

Dans le dixième chapitre, je ferai le récit des expériences qui ont servi de base à ces études.

Enfin, dans un dernier chapitre, je répondrai aux objections faites à mes expériences par la Commission de l'Académie de médecine.

CHAPITRE II

DES PROCÉDÉS TECHNIQUES A EMPLOYER DANS LA CONDUITE DES EXPÉRIENCES

Pour diriger convenablement les expériences dont il s'agit et obtenir des résultats fixes et comparables entre eux, il est de toute nécessité de procéder avec ordre et en suivant une méthode identique, car il s'agit ici de véritables expériences de laboratoire, extra-fines et subtiles, s'exercant sur un terrain ondoyant et divers. On comprend donc combien on ne saurait s'entourer de trop de précautions pour neutraliser les influences étrangères qui peuvent à l'insu de l'expérimentateur, changer les conditions du problème.

Voyons d'abord les points qui touchent au sujet lui-même.

Le sujet, au moment où il est mis en expérience, devra être tenu dans un endroit calme, peu éclairé. On se méfiera des bruits inopinés, d'un son de cloches, par exemple, du tic-tac d'une horloge bruyante, d'un rayon solaire venu subitement éclairer la pièce, de la présence de certaines odeurs répandues dans l'atmosphère ambiante, et même d'une mouche inattendue qui, en se posant sur la face du sujet, détermine un chatouillement spécial, et par suite le réveil du sujet.

J'ai eu une jeune fille dans mon service, à la Charité, hystéro-épileptique, qui, tous les matins, lorsqu'elle entendait le son d'une certaine cloche, tombait régulièrement en léthargie.

Tous ces circomfusa qui. à l'état de veille, passent complètement inaperçus, par cela même qu'il s'agit de sujets portés par l'état d'hypnotisme à un état d'hyperexcitabilité extrême, développent chez eux des réactions d'une délicatesse excessive et tout à fait inattendues. Elles peuvent ainsi troubler les allures naturelles des phénomènes en évolution.

Le sujet passe alors d'un état dans un autre; il est porté, par exemple, de la phase cataleptique dans laquelle il devrait rester, dans la phase de somnambulisme lucide, ou bien il se réveille naturellement et reprend connaissance.

Avant de commencer les expériences, il est toujours bon de s'informer de l'état de santé physique dans lequel se trouve le sujet qui doit être hypnotisé, savoir s'il n'est pas fatigué par une marche prolongée, s'il n'a pas eu, quelques heures auparavant, des attaques convulsives, ou s'il n'a pas été contrarié par ces mille incidents journaliers qui deviennent, pour ces caractères excitables, des occasions de bouleversements moraux. S'il s'agit d'une femme, à quelle époque elle en est de la menstruation, si elle est avant, pendant ou après son flux menstruel, si elle n'est pas sous le coup d'hémorragies graves. Il est encore bon de s'informer de l'état de sensibilité cutanée et de rechercher si le sujet présente de l'hémiasnesthésie et de l'achromatopsie. Tous ces documents doivent être régulièrement consignés au point de vue de la tenue de l'observation, car ils expliquent certaines particularités qui se présentent dans les caractères du processus hypnotique, et entre autres ces phénomènes étranges du dédoublement en vertu duquel le sujet, en présence d'un seul et même agent, est inégalement impressionné à gauche ou à droite. Il est tourné vers la tristesse si on agit sur le côté gauche, par exemple, et vers la gaîté si c'est le côté droit qui est mis en action. L'état hémianesthésique peut, dans certaines limites, rendre compte de cette qualité émotive qui se développe dans l'être humain.

Ces réserves faites avant de commencer, le sujet doit être assis dans un large fauteuil bien rembourré, dans lequel il pourra, sans qu'on ait la crainte de le voir se blesser, être pris d'attaques convulsives. On procède alors à l'hypnotisation suivant les procédés habituellement mis en usage.

Il est de toute nécessité que le sujet entre d'emblée dans la période de léthargie franche avec ses caractères d'hyperexcitabilité neuro-musculaire, qui ont été si bien décrits par M. Charcot ; c'est la condition indispensable de toute expérimentation régulière.

Relativement aux questions qui touchent aux assistants, il est bon que les expérimentateurs qui travaillent pour eux-mêmes, et non pour pouvoir faire des exhibitions publiques de phénomènes curieux, aient soin de n'avoir près d'eux qu'un entourage restreint : cinq à six personnes suffisent. Car il ne faut pas oublier que, parmi les auditeurs plus ou moins bien disposés à suivre avec attention les phénomènes si délicats qui vont se passer, il y a toujours un certain nombre d'impatients, de bavards, de sceptiques, qui se figurent qu'on les trompe et qu'on se joue de leur crédulité. Ils sont toujours portés à interpeller ouvertement le sujet, à le toucher sous un prétexte ou sous un autre, à chercher à voir l'état du pouls et des pupilles, à exposer tout haut leurs réflexions, à faire du bruit, et, en un mot, à introduire des éléments perturbateurs qui nuisent toujours à la marche régulière des phénomènes.

Il convient donc de veiller scrupuleusement à l'exécution de ce programme, sous peine de voir les expériences avorter et donner des résultats confus.

J'attribue le désacord qui existe et certainement qui existera longtemps parmi les expérimentateurs travaillant dans la même direction, à l'inobservation des conditions toutes spéciales et excessives en apparence sur lesquelles je ne saurais trop appeler sérieusement l'attention.

Les choses étant ainsi disposées et le sujet mis en léthargie, que va-t-il se passer si on le laisse abandonné à lui-même ?

On comprend aisément la portée de cette interrogation, car, si on sait bien ce qui va se passer chez un sujet hypnotisé livré à lui-même, du moment qu'on le mettra en présence des substances stimulatrices, on en déduira immédiatement l'action propre qu'elles sont susceptibles de produire en lui par leur présence.

J'ai donc, dans ce but, institué une série d'expériences préalables.

J'ai, à plusieurs reprises, mis en léthargie différents sujets. Je les ai placés isolément dans une chambre séparée, loin de toute cause d'excitation, et je les ai ainsi laissés plusieurs heures consécutives dans cet état léthargique, sans qu'aucun phénomène analogue à ceux que nous exposerons plus tard se soit révélé.

Le sommeil léthargique s'est maintenu d'une façon continue, sans la moindre modification.

Voyons maintenant ce qui touche aux substances employées.

Les substances que j'ai successivement mises

en expérience sont des gaz, des liquides et des solides, contenus soit dans de petits ballons, soit dans des tubes à éprouvette fermés à la lampe.

Un tube fermé à l'aide d'un bouchon ciré donnait les mêmes réultats qu'un tube fermé à la lampe.

La prudence exige que l'on commence par des doses très faibles pour ne pas produire des effets de prostration ou d'excitation trop intenses.

J'ai employé le bromure de potassium à la dose de 1 gramme pour 10 grammes d'eau.

S'il s'agit de corps gazeux, il convient pareillement de ne procéder qu'avec de grandes précautions. Ainsi, au début de mes expériences, j'avais employé un ballon de verre d'un litre de capacité, rempli d'oxygène. J'ai alors obtenu, chez un sujet très sensible, des mouvements d'oscillation de la tête en avant et en arrière d'une extrême violence, se répétant comme des attaques convulsives avec congestion de la face, et j'ai dû interrompre immédiatement l'expérience pour ne pas avoir d'accidents à déplorer.

Lorsque, après quelques jours de repos, je repris l'étude de l'oxygène, je me servis d'un simple tube à expériences de 20 à 22 centimètres cubes de capacité, et j'ai pu ainsi obtenir des réactions plus régulières.

Ici se présente encore une objection bien naturelle.

En présence de ces résultats si surprenants des substances enfermées dans des tubes de verre plus ou moins bien bouchés, je fus amené à me demander quelle part il convenait de faire à l'action du tube de verre lui-même, qui est un corps chimique déterminé (un silicate de soude ou de potasse) ? et dans quelles proportions il y jouait lui-même un rôle stimulateur ?

J'ai donc éliminé cette inconnue, et dû faire des recherches spéciales. J'ai placé sur le sujet en léthargie des tubes de verre bouchés et non bouchés, et j'ai constaté ce phénomène bien remarquable : c'est que le verre, ce corps en apparence inerte, qui n'a ni odeur, ni saveur, est néanmoins apte à déterminer des réactions spéciales que j'ai signalées plus loin dans le journal de mes expériences, et qui sont caractérisées surtout par une série de phénomènes hallucinatoires de nature tangible, accompagnés de quelques contractions des bras.

Il y a là un phénomène d'ordre physique des

plus intéresants à connaître pour l'étude des réactions physiologiques, c'est que, dans la période de catalepsie, les sujets arrivent rapidement à un degré d'hyperexcitabilité visuelle extrême, et alors le moindre rayon lumineux qui vient les frapper devient pour eux un élément perturbateur de premier ordre.

Le tube de verre, en effet, réfléchit à la surface, par un chatoiement continu, la lumière ambiante, et c'est en raison de ce simple phénomène, d'ordre purement physique, que l'on voit apparaître ces réactions banales de contractures variées qui frappent sur tel ou tel département du système musculaire. Les vibrations lumineuses agissent, dans ce cas, comme succédanées de l'incitation électrique, pour mettre en action la force musculaire.

Il existe, du reste un moyen bien simple pour éloigner cette complication, c'est d'entourer chaque tube de verre d'une couche de papier noir, ou, quand on agit à distance, d'une couche de noir de fumée. On peut alors mettre le tube vide en présence du sujet, et, au bout d'une ou deux minutes de contact, on note l'absence de toute réaction de sa part et de toute contracture musculaire.

On m'a dit encore : « Si les substances les moins aptes à dégager en apparence des influences actives, telles que le verre, agissent sur l'état d'hyperexcitabilité des sujets, on peut admettre que l'eau que vous employez, pour tenir en suspension les différentes substances pulvérulentes que vous mettez en œuvre, doit avoir une action propre, qu'elle doit être, en tant que corps chimique défini, partie prenante du processus en activité et déterminer ainsi des réactions spécifiques dont il faut tenir compte. »

Le désir de répondre suffisamment à cette objection très légitime m'a amené, en effet, à la découverte d'un phénomène des plus étranges.

J'avais mis, en effet, un sujet en expérience, il était en léthargie ; sans qu'il se doutât de quoi que ce soit, sans que je susse ce qui allait se passer, je lui avais placé le tube, contenant environ 10 grammes d'eau simple, au lieu d'élection habituel, à la nuque. Au bout d'une minute de contact du tube, quel ne fut pas mon étonnement de voir ce sujet ouvrir les yeux, prendre un regard menaçant et sinistre, les yeux fixés devant lui comme s'il était terrifié par un danger imminent, et, en même temps, les muscles de la face se contracter ! Les mâchoires étaient rapprochées; malgré tous mes efforts je ne pouvais parvenir à les écarter l'une de l'autre. En même temps la salive s'écoula des commissures labiales, et le sujet fut pris de contraction du pharynx et des muscles du cou, avec son regard fixe et menaçant, présentant l'expression faciale d'une véritable hydrophobique. C'était donc une hydrophobie expérimentale qui se révélait ainsi inopinément à mes yeux, sous l'action stimulatrice de 10 grammes d'eau simple, enfermés dans un tube de verre. Les planches XVI et XXVI ci-jointes donnent la représentation exacte du sujet au moment où les spasmes musculaires ont envahi son visage.

Voilà certes une série de phénomènes tout à fait inattendus et que j'ai constatés à différentes reprises chez plusieurs sujets. Mais ce que je vais dire est encore aussi singulier et mérite d'être pris en considération. Il s'agit de l'action des substances actives tenues en suspension dans l'eau.

Cette eau qui, employée seule, a une action si énergique et si spécifique, — employée avec d'autres substances, par exemple avec du bromure de potassium (un dixième), perd son énergie spécifique. Elle ne suscite pas alors les phénomènes propres de l'hydrophobie avec des contractions multiples. C'est l'action du bromure de potassium seule qui alors domine la scène et absorbe toute l'attention ; l'action de l'eau se trouve donc complètement masquée.

Il en est de même si l'on emploie toute autre substance. Que ce soit le sirop de morphine, le chloral, les bromures ; qu'il s'agisse de poudres en suspension, l'action de l'eau, en tant qu'agent producteur d'incitation hydrophobique, est neutralisée, et c'est toujours la substance active qui prend le dessus et signale sa présence par des réactions spécifiques.

Il était donc important, pour simplifier l'étude déjà si complexe des substances actives sur les sujets hypnotisés, de dégager ces inconnues et d'isoler l'action propre du verre et celle de l'eau comme véhicule des substances diverses mises en expérience.

Enfin on nous a dit encore : « Ces substances que vous employez, vous les placez dans des tubes de verre ; elles ont une coloration spéciale, et le sujet auquel vous les appliquez, par une sorte d'entraînement inconscient, peut-être même par l'idée de supercherie, peut les connaître d'un coup d'œil furtif, et vous conduire à votre insu dans une fausse direction. »

Pour répondre péremptoirement à cette objection capitale et faire tomber les soupçons de supercherie, j'ai dû avoir recours aux expériences suivantes: J'ai fait préparer des tubes contenant les substances actives, au nombre de douze par exemple, que je voulais expérimenter, sous forme de solution au dixième ; ces tubes étaient préparés par une personne tierce et pourvus d'un numéro d'ordre qui se repérait avec une liste indicatrice placée dans un pli cacheté par la même personne tierce. Le sujet en expérience et moi nous ignorions donc tout à fait quelle était la substance active contenue dans tel ou tel tube. Les expérimentations ont donc été dirigées dans ce sens, et, conduites avec méthode, elles n'ont pas démenti les résultats que j'avais préalablement formulés, c'est-à-dire l'action à distance des substances employées sur le sujet, et, de plus, l'action spécifique de chaque substance mise en présence.

Bien plus, pour étudier l'action des corps, non plus en solution, mais à l'état pulvérulent, de nouvelles expériences sont encore venues confirmer celles que je viens d'énoncer. Pour que le sujet ne puisse pas reconnaître la nature de la poudre en expérience par sa coloration, les tubes ont été enveloppés à l'extérieur d'une couche de papier opaque. Les résultats ont encore été plus conformes à ceux que j'attendais; seulement il est à noter ici que l'action de la chemise de papier dont les tubes étaient recouverts amène un certain retard dans la manifestation des phénomènes observés; le papier agit en effet comme un agent modérateur de l'action dynamique des substances, et ce n'est environ qu'au bout du temps double que cette action se révèle.

Les amis du merveilleux, poussés dans leur dernier retranchement à propos de toutes les questions que soulève cette étude, ont mené grand bruit en disant que, dans tous les cas, il ne s'agissait que d'une suggestion faite de l'hypnotiseur à l'hypnotisé; et, à ce propos, ils ont jeté dans le public une série d'idées bizarres qui ont naturellement pris racine en raison directe de leur absurdité.

Ne se sont-ils pas imaginé qu'un sujet étant en état hypnotique pouvait recevoir de son hypnotiseur, rien que par l'action à distance de sa volonté silencieuse, une incitation psychique, en vertu de laquelle il se mettait à l'unisson avec lui ; et si lui, par exemple, avait l'idée qu'il devait rire sous l'action de telle ou telle substance, le sujet docile devait incontinent se mettre à rire et, en un mot, sympathiser, d'une façon ou d'une autre, avec sa manière d'être, sous le coup d'une simple suggestion !

Ce sont là des données vagues et imaginaires, juxtaposées aux phénomènes scientifiques que nous exposons et qui n'ont pas plus de rapports avec eux que l'alchimie avec la chimie, ou les divinations de l'astrologie avec les données de l'astronomie de notre époque.

Cette donnée de suggestion mentale à distance ne tomberait-elle pas devant ce fait d'évidence que, toutes les fois qu'un tube est mis en présence d'un sujet une première fois, l'hypnotiseur ignore complètement ce qui va en résulter, témoin l'action de l'eau qui, à ma grande stupéfaction, la première fois que je l'ai employée, a déterminé des phénomènes de trismus et d'hydrophobie? Plusieurs fois, chez différents sujets, j'opérai avec du protoxyde d'azote avec l'idée préconçue de provoquer l'hilarité du sujet; eh bien, à ce propos, je n'obtins jamais aucun résultat en concordance avec ce que l'on supposait, et c'était bien là une véritable suggestion.

Avant d'aller plus loin dans l'exposé de ces expériences, il y a un point capital sur lequel je désire encore vivement appeler l'attention de tous ceux qui sont à même d'entamer des recherches dans ce domaine spécial de la neurologie. Le terrain sur lequel on opère est très dangereux et il ne convient de l'aborder qu'avec une extrême prudence, attendu que, au point de vue des doses et de la susceptibilité propre du sujet, on avance à tâtons et on se trouve ainsi à chaque instant en face de l'inconnu.

Quoi qu'en disent certains sceptiques qui refusent volontiers à ces expériences un caractère d'expériences sérieuses, je le répète, ce n'est pas impunément que l'on soumet le système nerveux d'un sujet hypnotisé à l'action de certains corps. S'il ne conserve au réveil aucun souvenir de ce qui s'est passé en lui, il a été néanmoins bouleversé plus ou moins profondément dans une portion de sa substance. Il a perdu plus ou moins de son influx nerveux; et il faut avoir été témoin, comme je l'ai été à plusieurs reprises, des troubles profonds que l'on détermine inopinément du côté de l'innervation viscérale, pour comprendre les perplexités intenses dont on peut être envahi lorsqu'on assiste à de semblables désordres.

Tantôt le sujet, sous l'action du tube, reste silencieux pendant plusieurs minutes, on croit que rien ne se passe en lui et qu'il ne ressent rien. C'est tout le contraire, car pendant cette période latente l'action de la substance active s'accumule en lui, le sature comme un courant électrique dans une bouteille de Leyde, et tout d'un coup cette excitation accumulée éclate comme une décharge électrique sous forme de convulsions d'une extrême intensité.

Chez une femme hypnotisée de l'âge de trente ans, la nommée Léonie, soumise, en période de léthargie, à l'action d'un tube contenant 10 grammes de cognac, j'ai constaté ce phénomène très remarquable que l'action ébrieuse ne se manifestait pas d'une façon immédiate, qu'elle s'emmagasinait en quelque sorte silencieusement, pour se révéler à un quart d'heure ou une demi-heure d'intervalle. Ainsi cette femme fut réveillée sans avoir en apparence ressenti les actions perturbatrices du tube contenant le cognac, elle rentra à son domicile, distant environ de cent cinquante pas, et ce n'est environ qu'un quart d'heure après sa rentrée qu'on aperçut que sa démarche était titubante, qu'elle commençait à s'exciter, à chanter et à présenter une scène d'ivresse. Cette scène dura une demi-heure.

Chez un autre sujet (Esther), 10 grammes de charbon de Beuve enfermés dans un tube de verre donnèrent lieu à des phénomènes d'une extrême intensité. Le tube, appliqué dans le cou, au lieu d'élection, ne donna lieu à aucune réaction apparente, le sujet était resté calme et silencieux; j'enlevai le tube constatant qu'il ne s'était rien produit, et cependant au même moment je remarquai que le sujet devait être sous le coup d'un certain ébranlement, attendu que le retour de l'hyperexcitabilité musculaire ne s'était pas opéré d'une manière très franche aux avant-bras.

Les choses en étaient là, lorsque soudainement, une ou deux minutes après, nous vîmes éclater des convulsions violentes dans la face et dans les bras, la respiration devenir haletante, puis s'arrêter; la face se congestionner, passer à l'état vultueux et soudainement à une ischémie quasi syncopale. Nous eûmes sous les yeux le tableau effrayant d'une sorte d'intoxication aiguë par une substance délétère.

Tantôt, comme sous l'action de la spartéine, ce sont des troubles profonds du côté des muscles respiratoires qui se révèlent; on constate successivement un arrêt du diaphragme, du cornage, et une véritable apnée de caractère sinistre.

La planche XIII donne une idée exacte de la physionomie d'un sujet en cet état.

Tantôt, sous l'action du bromure de potassium, par exemple, c'est un état de dépression profonde et quasi comateux qui s'empare du sujet et raréfie les mouvements de la respiration. La planche VI l'indique suffisamment.

Tantôt, ce sont des troubles de l'innervation cardiaque avec accélération ou ralentissement du pouls, que l'on détermine lorsqu'on promène à distance le tube à expériences sur les différentes régions du cou, et qu'on sollicite ainsi l'innervation des sympathiques avec turgescence de la face, gonflement de la région thyroïdienne et facies apoplectique, etc., etc. (planches V, XXIII et XXVII).

Toutes ces perturbations profondes que l'on peut ainsi provoquer expérimentalement dans le jeu des grands rouages de la vie organique, nous démontrent avec quelle prudence extrême doivent être conduites les expériences pour ne pas déterminer à leur suite des contre-coups d'une haute gravité et causer la suspension de la vie du sujet en expérience. Ce sont là des situations graves auxquelles on s'expose, et j'avertis tous ceux qui entreprendront ces études nouvelles qu'ils s'engagent sur un domaine où c'est l'inconnu qui plane devant eux, en les adjurant de prendre toutes les précautions pour aller prudemment et ne pas avoir, à un moment donné, à répondre devant la justice d'un homicide par imprudence.

Ai-je besoin de faire l'exposé de ces désordres graves que l'on peut susciter dans le fonctionnement des appareils de la vie organique chez les sujets hypnotiques? Ne sont-ils pas la seule réponse véritablement péremptoire que l'on doit adresser à toutes les fins de non-recevoir suscitées à l'acceptation de ces nouvelles recherches, ainsi qu'à la prétendue simulation des sujets mis en expérience? On n'invente pas ces états divers d'apnée, ces troubles respiratoires et circulatoires produits par la spartéine; on ne simule pas ces dépressions profondes produites par le bromure de potassium, pas plus que les modifications si caractéristiques survenues dans le facies des sujets chez lesquels on suscite cet exorbitis si caractéristique avec goître expérimental (planches V, VI et XIII).

Ces réserves étant faites, on procède à la mise en train de l'expérience.

Les tubes renfermant les substances actives doivent être pourvus d'un numéro d'ordre correspondant à un registre contenant, pour chaque numéro, le nom de la substance active. Ils doivent être disposés dans une boîte fermée, à l'abri des regards du sujet, et sortis au fur et à mesure que les expériences se succèdent.

On endort alors le sujet par un procédé quelconque, et on ne doit commencer à placer les tubes que quand la phase de léthargie est très nettement révélée, ce dont on s'assure par la constatation des caractères propres à cette période de l'hypnotisme : l'hyperexcitabilité neuro-musculaire au niveau des régions antibrachiales, avec flexion des doigts, etc. Ce phénomène bien constaté, on place alors *en silence* le tube à expériences dans le cou, au niveau de la nuque, en l'inclinant soit à gauche, soit à droite, et en notant surtout de quel côté on le place : si on ne le met pas immédiatement en contact avec la peau, on peut le tenir à une distance de 8 à 10 centimètres, les effets réactionnels seront seulement plus longtemps avant de se révéler.

Il est bon d'avoir avec soi un aide qui surveille la situation des tubes, lesquels peuvent être inopinément brisés dans le cou du sujet, lorsqu'ils sont entraînés dans de violents accès convulsifs. Il peut en résulter dans les points d'application des blessures que l'on doit éviter.

Une fois que l'action de la substance administrée commence à se faire sentir, c'est-à-dire au bout d'une ou deux minutes, le processus spécial qu'elle suscite commence à entrer en action et va suivre *motu proprio* les phases ascendantes et descendantes que nous avons indiquées plus loin.

On voit d'abord quelques contractions passagères dans la face, quelques grimaces subites comme des décharges nerveuses; puis le sujet ouvre les yeux en silence et son regard exprime alors des modifications variables en rapport avec les hallucinations variées qui se développent en lui. Quelquefois des contractions se produisent et les phénomènes, suivant ainsi une marche progressive, arrivent ainsi rapidement à leur période de culmination naturelle.

C'est alors, l'état d'hyperexcitabilité sensitive du sujet étant arrivé au maximum, que l'on peut procéder à l'étude isolée de la réaction des divers plexus périphériques sur les réseaux du sensorium en état d'éréthisme. On constate alors, en promenant le tube à distance sur différentes régions du tégument ou bien aux environs des appareils sensoriels, des particularités du plus haut intérêt, savoir :

1° Les réactions du sujet sont différentes suivant qu'on les sollicite du côté gauche ou du côté droit.

Chez les sujets hypnotiques qui, la plupart, sont déséquilibrés au point de vue de la sensibilité cutanée, on constate que les excitations du tégument cutané produisent des réactions excessivement accusées, dissemblables à gauche et à droite, et que les régions centrales émotives sont pareillement influencées d'une façon disparate.

La présence d'un tube va déterminer par exemple, à gauche (planche XVII), l'expression de la joie et d'une satisfaction intense ; tandis qu'à droite (planche XVIII), le même tube, place dans les mêmes conditions, sollicitera des réactions d'inquiétude et de terreur. Avec d'autres substances on obtient des expressions émotives qui diffèrent les unes des autres au point de vue des caractères spécifiques, mais qui présentent toujours ce point commun, leur différenciation, suivant qu'on agit sur le côté gauche ou le côté droit du sujet (planches II, III, XXI et XXII)

2° Les réactions varient suivant qu'on promène le tube sur les différentes régions sensitives et sensorielles d'un même sujet, ou même suivant qu'on le promène à distance des mêmes régions, comme on ferait d'un aimant (planches IX, X et XIX).

C'est à ce propos que les dernières expériences si intéressantes de M. Brown-Séquard, faites à un tout autre point de vue, viennent trouver légitimement leur point d'application et montrer les ressemblances intimes qu'elles présentent avec les phénomènes que nous exposons actuellement.

« J'ai trouvé, dit M. Brown-Séquard, depuis sept ou huit ans, qu'il n'était guère possible d'irriter une partie sensible de l'organisme animal sans modifier plus ou moins profondément l'équilibre dynamique de la presque totalité du système nerveux, ainsi que l'irritabilité des tissus contractiles.

« Mes nouvelles recherches montrent combien sont variés et nombreux les effets purement dynamiques provenant d'influences exercées sur l'encéphale par les nerfs sensitifs, et sur les nerfs moteurs par les centres nerveux, et que tous les nerfs moteurs, et presque toutes les parties excitables des centres nerveux, peuvent avoir des modifications très notables de leur excitabilité, sous l'influence d'irritations lointaines, même peu considérables, de la plupart des parties du système nerveux[1]. »

Ces curieux phénomènes physiologiques de retentissement centripète des incitations, même très minimes, parties des régions périphériques et provoquant, dans les centres nerveux, ces réactions sur les nerfs moteurs que l'illustre physiologiste a ainsi expérimentalement mises en lumière, ne sont-ce pas là des phénomènes du même ordre que ceux que nous exposons? Et ces réactions variées, ces mimiques polymorphes des régions émotives sur les muscles de la face et du tronc, ne sont-ce pas là les applications nettes et précises de ces réactions centrifuges qu'il a signalées sur les nerfs moteurs? Et, pour compléter les analogies, n'est-il pas encore curieux de voir que M. Brown-Séquard insiste sur la faiblesse des excitations primordiales destinées à mettre en branle les régions centrales?

1 Brown-Séquard, *Influences exercées sur l'encéphale par les nerfs sensitifs et sur les nerfs moteurs par les centres nerveux* (*Comptes rendus de l'Académie des sciences*, 1886).

Nous allons donc voir ici, dans la suite de nos expériences ultérieures, qui ne sont en définitive que des expériences physiologiques, combien elles empruntent aux recherches du savant physiologiste un appui sérieux, combien, par cela même, elles perdent à un certain point leur caractère d'étrangeté pour rentrer dans le giron des données véritablement scientifiques.

Dans la plupart des expériences, et surtout lorsqu'il s'agit de sujets peu excitables, lourds et somnolents, les réactions que l'on obtient en promenant le tube sur les différentes régions de la peau, soit en le mettant en contact, soit en le tenant à distance, sont banales et insignifiantes.

On déterminera, suivant les régions interrogées, des contractures des muscles sous-jacents, comme cela se passe communément à la surface de la peau de l'avant-bras, du bras et à celle de la face. A la distance d'environ 8 à 10 centimètres, un tube chargé détermine presque toujours les mêmes effets contracturants sans réactions émotives propres.

Mais, a-t-on affaire à un sujet sensible et impressionnable, la scène change du tout au tout.

Vient-on à présenter le tube sur les régions latérales du cou, par exemple, on voit alors apparaître des réactions instantanées qui peuvent acquérir rapidement une intensité inquiétante.

En ces régions, en effet, on se trouve au voisinage des pneumogastriques et des filets sympathiques, et alors le tube, même à distance, détermine quelquefois des accidents de turgescence de la face, avec anxiété respiratoire, tumulte des battements du cœur, etc., irrégularité du pouls, état cyanique de la peau du cou et de la face ; et, en un mot, on constate un ensemble de symptômes graves qui indiquent que l'on trouble instantanément le jeu des grands rouages de la machine vivante et que la situation pourrait avoir une issue inquiétante.

Quand on a appliqué le tube au-devant de la région thyroïdienne, comme cela est indiqué (planches V, XXIII et XXVII), on assiste à un spectacle bizarre : le sujet, restant silencieux, est animé d'un regard étrange, sa figure se congestionne et devient cyanique, le cou se gonfle d'une façon rapide et intense par le développement du corps thyroïde ; et cet état de gêne respiratoire, qui s'accompagne d'un cornage à timbre sinistre, devient suffisamment inquiétant pour qu'on n'ait pas le désir de continuer l'expérience.

Il suffit d'éloigner le tube du sujet pour faire disparaître toute cette série de manifestations pathologiques qui représentent bien nettement, dans leur ensemble, l'expérience du goître exophtalmique.

Mes expériences n'ont pas encore porté sur les organes abdominaux, au point de vue de la recherche des phénomènes qu'ils peuvent pareillement présenter en présence des stimulations expérimentales à distance.

J'ai noté seulement qu'en promenant des tubes contenant des substances variées, j'ai pu obtenir, même à travers les vêtements, dans les lieux d'application, des troubles dans la circulation de l'intestin s'annonçant par des bruits de borborygmes très nettement localisés dans les régions en expérience, accompagnés d'évacuations intestinales (planche VII).

Les mêmes substances mises en contact avec différents territoires sensoriels des plexus cutanés produisent des réactions différentes aussi.

Un centigramme de chlorhydrate de morphine, placé dans un tube derrière la nuque, a suscité des émotions violentes d'effroi avec terreur (planche X), et, placé à quelques centimètres plus loin, en présence de la joue droite, il a suscité une expression de joie et de tendresse des plus accentuées (planche IX).

Ces observations pourront peut-être avoir une application thérapeutique utile au point de vue du lieu d'élection des injections sous-cutanées.

Après avoir ainsi exploré, au point de vue des réactions centripètes sur le système nerveux central, les différentes régions du tégument cutané du côté gauche et du côté droit, on passe à l'examen des appareils sensoriels :

D'abord l'oreille. On applique le tube soit dans la conque de l'oreille, ou on le maintient à distance. On sollicite quelquefois des réactions spécifiques. Le sujet entend alors des sons qui le rendent attentif et silencieux ; d'autres fois, il entend des sons musicaux connus et les chante avec une grande netteté. On développe de la sorte une véritable hallucination auditive temporaire.

J'ai constaté à plusieurs reprises un phénomène

bien étrange sous l'influence d'un tube contenant certaines substances indiquées plus loin. C'est la mise en action des muscles du pavillon de l'oreille. Je pus voir, et faire voir aux personnes présentes que, dans ce cas, le pavillon de l'oreille s'élevait ou s'abaissait en suivant parallèlement les mouvements du tube stimulateur que j'élevais ou que j'abaissais sensiblement.

L'excitation de la région ophtalmique vient ensuite. Si les paupières sont abaissées, l'action du tube les relève, et suivant les substances en expérience, on assiste à un spectacle bien étrange. On voit, en effet, le sujet demeuré silencieux dont l'œil ouvert suit le tube brillant dans les moindres mouvements oscillatoires ; il le suit par une sorte de fascination attractive, comme s'il était attiré par lui, comme une aiguille aimantée qui suit l'aimant. Tous les objets brillants déterminent les mêmes réactions. Dans la plupart des cas, l'action du tube reste localisée à un œil; d'autres fois elle s'étend sur l'œil du côté opposé et, s'il est fermé, l'ouvre, et s'il est ouvert, le fait fermer. Il y a, la plupart du temps, des actions opposées à gauche et à droite.

Les émotions suscitées par la vue sont pareillement dissemblables suivant que c'est l'œil de tel ou tel côté qui est sollicité.

Ainsi telle substance qui, par l'intermédiaire de l'œil gauche, détermine des réactions de tendresse et de douceur des plus significatives (planche XIX), l'essence de fenouil par exemple, si elle est présentée au-devant de l'œil du côté opposé, sollicitera des réactions dissemblables, une vive répulsion par exemple avec accompagnement de gestes violents.

Les orifices des narines peuvent être encore interrogés, mais ces expériences sont peu démonstratives en raison du rapprochement des narines. En prenant cependant quelques précautions, on peut reconnaître qu'elles présentent pareillement des réactions dissemblables quelquefois; les réactions émotives qu'elles sollicitent sont, la plupart du temps, nulles ou banales.

Il est très difficile d'étudier les réactions du sens gustatif, de la langue en particulier, soit du côté droit, soit du côté gauche. Il faut faire ouvrir la bouche du sujet, et on risque, par cela même, de faire changer son état hypnotique. Ce n'est donc que dans les phases du somnambulisme lucide que l'on peut obtenir un témoignage de ses sensations, et alors ce témoignage est suspect, car tout le monde sait qu'à cette période les sujets sont tellement passifs qu'on peut leur inculquer toutes les sensations imaginables sans qu'ils puissent réagir par eux-mêmes.

CHAPITRE III

DE LA MÉTHODE A SUIVRE DANS LA CONDUITE DES EXPÉRIENCES

Pour procéder, je ne dis pas à coup sûr, mais avec le minimum de causes d'erreur possible, il convient d'avoir recours à une méthode fixe et déterminée à l'avance, en dehors de laquelle il n'est pas possible d'obtenir des résultats certains et comparables entre eux.

Cette méthode, que j'appellerai volontiers physiologique, consiste (les dispositifs des expériences ayant été fixés ainsi qu'il a été dit) à *n'intervenir par soi-même que le moins possible* dans l'action, et à laisser les processus évoluer suivant leurs tendances propres et leurs enchaînements naturels.

Cette manière de faire, qui est la mienne, et sur

laquelle j'appelle tout particulièrement l'attention, repose sur ce fait fondamental que je considère comme un axiome en hypnotisme, c'est que les divers états hypnotiques : l'état léthargique, l'état cataleptique et l'état de somnambulisme lucide, que certains auteurs considèrent encore comme des états autonomes indépendants les uns des autres, constituent au contraire les anneaux d'une même chaîne et les phases successives d'un seul et même processus hypnotique en évolution. Chaque processus commence à la phase léthargique, s'élève à la phase cataleptique, puis à celle du somnambulisme lucide pour retomber, par une courbe descendante, à son point de départ, à la période de léthargie de retour.

C'est donc, suivant moi, un cycle complet que les phénomènes hypnotiques parcourent.

Prenez un sujet, en effet, fondamentalement hypnotisable, plongez-le en période de léthargie par un procédé quelconque, vous développez immédiatement un trouble profond dans son innervation centrale, et, du même coup, vous interrompez les connexions de la vie consciente avec la vie inconsciente. Vous dédoublez ainsi son unité psychologique, car alors ce sont les réactions purement inconscientes de la vie automatique qui vont seules se mettre en activité, et l'individu ainsi privé d'une portion de son innervation cérébrale, devient comparable à ces animaux décapités chez lesquels le processus excito-réflexe de la moelle acquiert une énergie d'autant plus intense qu'il n'est plus contrebalancé par les actions modératrices irradiées du cerveau.

Il est des circonstances, jusqu'ici peu étudiées encore, en vertu desquelles le sujet hypnotisé peut encore s'abaisser dans les manifestations dépressives de son système nerveux. Il s'agit d'états qu'on pourrait appeler *ultra-léthargiques,* dans lesquels on voit des sujets, profondément frappés, tomber dans un véritable coma, sans réaction d'hyperexcitabilité neuro-musculaire. Ils sont complètement anéantis, les actions de la moelle sont nulles, le sujet ne vit plus que par ses régions bulbaires qui sont encore en vie. Ces états, qui sont rares, ne sont pas sans devenir inquiétants s'il se prolongent; le réveil est toujours long à susciter.

Vient-on maintenant à soulever légèrement les

paupières du sujet, à faire entrer dans son cerveau plongé dans l'obscurité, par l'intermédiaire de sa rétine et du nerf optique, quelques vibrations lumineuses, immédiatement la scène change — l'individu illuminé s'anime, il reste les yeux ouverts et son regard exprime ce qui se passe en lui. Les vibrations lumineuses ont mis en branle certaines régions obscures de son encéphale, et cela a suffi pour le faire monter d'un échelon sur la pente du réveil : il est en catalepsie.

A ce moment, la scission entre les régions conscientes de sa personnalité existe encore, et les manifestations qui vont avoir lieu, quoique d'un ordre plus relevé que celles purement automatiques de la phase précédente, vont apparaître avec un caractère spécial qui constitue ce groupe de phénomènes cérébraux si curieux, si peu étudiés, et qui constituent les véritables *actions réflexes cérébrales* [1].

C'est dans cette phase que nous allons pouvoir susciter toute cette série de phénomènes émotifs que nous signalerons dans la troisième partie de ce

1 Luys, *Des actions réflexes du cerveau*, J.-B. Baillière et fils, in-8, Paris, 1874.

travail, et qui représente sous les formes les plus variées, depuis les émotions de l'indifférence et de l'étonnement jusqu'aux expressions les plus complètes de la terreur, toutes les tonalités de l'émotivité humaine.

On peut donc dire d'une façon indubitable que cette phase nouvelle subie par le sujet hypnotisé est une phase de perfectionnement par rapport à la phase précédente, et que la seconde dérive très nettement de la première à laquelle elle est strictement enchaînée, comme le deuxième temps de la déglutition est strictement la suite du premier. — Mais, ce n'est pas tout : cet automate qui, dans la période de catalepsie précédente, ne semblait vivre que par le regard qui exprime soit le vide, soit l'exaltation de ses émotions, cet automate, dis-je, ne parle pas, car on ne peut appeler paroles les sons articulés qu'il répète comme un écho et que l'on prononce à son oreille.

En poursuivant l'expérience, sous l'influence d'un attouchement léger sur la peau du crâne, on voit encore un changement subit qui s'opère en lui. Il passe alors dans la phase du somnambulisme lucide. On lui rend ainsi la faculté d'entendre; on réveille d'autres regions de son cerveau ; il entend, et, — chose bien étrange qui déjoue tout ce que nous croyons savoir sur l'évolution de la parole! — il entend et parle d'une façon appropriée, il donne signe de réaction consciente, il dit : moi, et cette réaction, qu'on prend pour consciente, n'est que fictive et apparente, car au réveil il n'en gardera aucun souvenir ; il sera par conséquent complètement inconscient de tout ce qu'il aura dit et fait pendant cette phase du somnambulisme lucide qu'il parcourt en ce moment. C'est la dernière étape qui le sépare du réveil complet, c'est-à-dire de son raccordement avec la portion consciente de lui-même dont il a été ainsi expérimentalement dissocié, et avec laquelle il va se compléter.

On voit donc par cet exposé combien l'état de somnambulisme lucide est enchaîné à l'état cataleptique qui le précède et combien celui-ci à son tour dérive de l'état léthargique. Ces états se commandent, dans l'ordre physiologique, comme des phases enchaînées d'un processus naturel et constituent une filiation régulière.

Mais ce n'est pas tout : cette phase de somnambulisme lucide qui touche au réveil et qui représente la phase culminante du processus en évolution n'est pas (abandonnée à elle-même), destinée à se prolonger indéfiniment; c'est un processus qui suit son cours, elle doit aboutir à quelque chose.

Ou bien le sujet, après avoir développé les réactions hypnotiques propres à cette période, après s'être dépensé d'une façon plus ou moins rapide, va être réveillé par l'expérimentateur et rentrer dans la vie réelle. Ou bien, s'il est abandonné à lui-même, s'il est laissé en présence des incitations hypnotiques que l'on a développées en lui, que va-t-il se passer?

Dans ces circonstances on observe un phénomène bien étrange. Si le sujet est dans un endroit calme, si on le laisse sans l'exciter par des interrogations, si on fait l'obscurité autour de lui, il cesse de parler et de se mouvoir, la vie rétrocède en lui, et on le voit alors, dans certains cas, repasser tout doucement comme un foyer qui s'éteint, ou d'autres fois, d'une façon subite et inopinée, dans la phase de léthargie dont il avait émergé au début.

C'est ainsi qu'un cycle complet a été parcouru par la série des phénomènes hypnotiques enchaînés réduits les uns dans les autres. Ce sont là de véritables processus physiologiques réguliers, comme les processus excito-moteurs que l'on développe à travers l'axe spinal et auquel on attribue une phase incidente, une phase intermédiaire et une phase de réflexion. Il s'agit bien d'une manifestation dynamique expérimentale que l'on suscite dans le système nerveux, qui obéit à des lois fixes et suivant un ordre d'évolution régulier; c'est l'état léthargique qui est au début, et c'est l'état léthargique qui est à la fin du processus; c'est de là que part le sujet hypnotisé, c'est là qu'il revient après avoir parcouru les étapes successives fatales de l'état hypnotique sous forme d'une courbe à période ascendante et à période de décours.

Cette succession des états variés de l'hypnotisme a été déjà parfaitement indiquée par le Dr Descourtis[1]. Le schéma qu'il en a tracé rend la chose parfaitement démonstrative.

1 *L'Encéphale*, t. V, p. 73, 1885.

Ces phénomènes se développent avec une régularité parfaite comme s'il s'agissait d'un acte de l'activité normale de l'organisme, chez tous les sujets qui présentent les manifestations du grand hypnotisme. Le grand hypnotisme est donc la condition indispensable de leur réussite et le terrain nécessaire à leur mise en action.

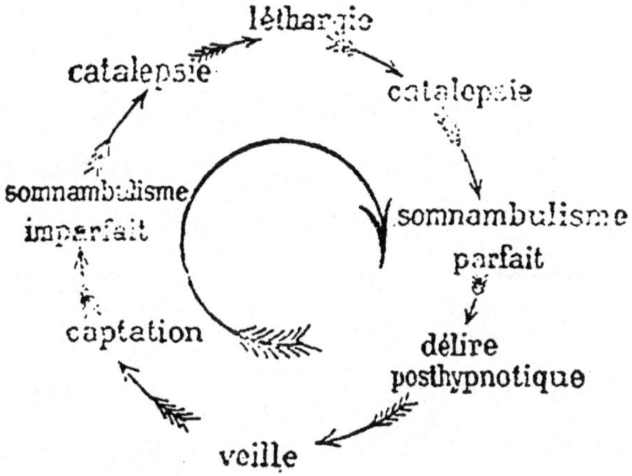

Succession des états de l'hypnotisme (Descourtis).

Mais tous les expérimentateurs savent que les sujets aptes à développer le grand hypnotisme, avec tous ses caractères habituels et ses aptitudes latentes, ne se rencontrent pas tous les jours dans la pratique ; et pour les personnes qui se livrent à ce genre d'études, je crois pouvoir leur faire connaître qu'on peut à l'aide de certains moyens d'entraînement spéciaux (la fascination) arriver à solliciter progressivement les différentes phases du grand hypnotisme chez les sujets préalablement fascinés.

En dehors des états variés du grand hypnotisme dont les différentes phases sont si nettement isolées les unes des autres, il existe une autre série de phénomènes similaires, que l'on rencontre très fréquemment, et qui est en quelque sorte un mélange des différents états hypnotiques qui se trouvent reproduits en réduction chez le même sujet. Ce sont les formes avortées du grand hypnotisme.

C'est cet état mixte, combinaison des symptômes propres de la catalepsie et du somnambulisme, qui a été tout particulièrement étudié par nos éminents confrères de l'École de Nancy[1], qui, faute d'avoir cherché à isoler les différents états les uns des autres, se sont tout particulièrement attachés à étudier les points qui touchent à la suggestion. Ce sont ces formes incomplètes et

1 Voy. Beaunis, *Le Somnambulisme provoqué*, J.-B. Baillière et fils.

réduites du grand hypnotisme que l'on peut considérer à part comme constituant l'état spécial du petit hypnotisme.

C'est encore ce même état mixte, étudié chez les sujets sains, qui a fait l'objet d'une étude particulière de la part du Dr Bremaud, médecin de la marine, qui l'a décrit sous le nom de *fascination*.

Ces formes spéciales de l'hypnotisme n'ont rien de nouveau en elles. Elles ne représentent que des ébauches imparfaites du développement du grand hypnotisme ; et, cela est si vrai, que nous voyons tous les jours des sujets seulement fascinés au début, et restant en suspens entre le somnambulisme lucide et la catalepsie pendant plusieurs semaines. Ils arrivent peu à peu, par l'entraînement progressif, à s'abaisser dans la série, et à descendre finalement dans la phase de léthargie franche, qui est l'état le plus complet du grand hypnotisme. Ce n'est donc qu'une question de degrés, et je dirai même de maturité du sujet.

L'état de fascination (somnambulo-cataleptique) se présente avec une série de symptômes qui appartiennent, les uns à la catalepsie, les autres à l'état somnambulique.

Les symptômes propres à l'état cataleptique sont : la fixité et l'étrangeté du regard. C'est cette apparence spéciale de l'œil, fixe, immobile et grandement ouvert, qui se dirige soit sur un objet brillant, soit sur l'œil de celui qui le fascine, qui constitue la note caractéristique de l'état de fascination. Les pupilles sont immobiles, comme cataleptisées et moyennement dilatées. Les traits de la face sont aussi immobilisés sur place, dans l'expression muette de l'étonnement profond, et en même temps qu'une certaine anxiété se manifeste, les sujets présentent de l'accélération des mouvements respiratoires, surtout dans les premiers temps.

Les bras, quand on les soulève, gardent les attitudes qu'on leur donne, et il en est de même pour tous les muscles du tronc.

L'anesthésie de la peau est complète, ainsi que celle des muqueuses. On peut piquer la peau, à l'aide d'une épingle, d'une pince à griffes, la brûler au thermo-cautère, les fascinés ne sentent rien de ce qu'on leur fait, et ils restent impassibles, dans l'attitude qu'on leur a donnée, comme s'ils étaient en pleine léthargie.

Les symptômes propres à l'état somnambulique sont ceux-ci :

Les fascinés entendent, et répondent aux interrogations, le timbre de leur voix est modifié, et l'articulation est sèche et saccadée comme dans les véritables états de somnambulisme. Ils ne savent où ils sont ; ils ignorent qui leur parle la plupart du temps; ils ont la crédivité, et acceptent volontiers tout ce qu'on leur dit ; ils écoutent docilement et sont par conséquent facilement suggestibles. Ils sont susceptibles d'exécuter avec une rare précision les suggestions soit immédiates, soit à échéance, et en cela ils se comportent d'une façon tout à fait semblable aux sujets appartenant au grand hypnotisme ; c'est là un des points les plus intéressants de ce nouvel état. Cette aptitude spéciale ouvre donc une voie nouvelle aux actions therapeutiques qui peuvent s'exercer sur les différents systèmes de la vie végétative et devenir aussi l'objet d'applications usuelles nombreuses.

Les personnes qui s'occupent des recherches hypnotiques savent combien il faut de persévérance, de fatigue et d'attention soutenue pour arriver à produire, au début, chez les sujets non entraînés, les phénomènes de l'hypnose.

Les uns, à l'exemple de Braid, font miroiter devant les yeux du sujet un objet brillant, un bouchon de cristal, par exemple ; ou bien ils agissent directement par la sensibilité de la rétine en comprimant légèrement le globe oculaire d'avant en arrière.

Les autres s'adressent, plus directement, au nerf acoustique et à la sensibilité auditive. Tantôt ils produisent une série de sons inarticulés, et incitent itérativement le sujet à s'endormir ; tantôt ils ont recours soit aux vibrations d'un diapason, soit au tic-tac d'une montre, soit à un bruit violent et soudain, produit par la résonance d'un gong chinois, etc.

En présence de ces difficultés multiples, bien souvent suivies d'insuccès, j'ai songé à avoir recours à des moyens plus pratiques et plus actifs, en remplaçant l'action propre de l'hypnotiseur par celle d'agents mécaniques, agissant par eux-mêmes et aptes, par conséquent, à produire les résultats désirés.

L'instrument qui m'a paru le plus propre à

atteindre le but que je me proposais, c'est le miroir à alouettes. En songeant, en effet, à l'action spéciale, fascinatrice, que ces miroirs mobiles, éclairés par le soleil, sont susceptibles de déterminer chez ces oiseaux, je me suis demandé si, par analogie, ces mêmes instruments ne seraient pas aptes à produire chez l'homme, du moins chez certains sujets névrosiques, prédisposés, des actions similaires et à développer ainsi, mécaniquement, leurs aptitudes latentes à l'hypnotisation.

Ces instruments, d'après ce que j'ai vérifié, ont chez les sujets hypnotisables, soit du sexe masculin, soit du sexe féminin, chez les hystériques et les non-hystériques, chez les hémiplégiques et même chez les ataxiques, une action somnifère des plus évidentes.

Une fois le sujet placé devant un de ces appareils en mouvement, l'appareil étant lui-même disposé de manière à réfléchir convenablement la lumière, une fois, dis-je, qu'on lui a dit de fixer le miroir, la fatigue des yeux arrive vite, et, en général, au bout de cinq à six minutes, quelquefois même d'une façon instantanée, on les voit fermer les yeux et s'endormir. On reconnaît alors que tantôt ils sont en catalepsie franche, les membres gardant leurs attitudes, et tantôt dans un état de sommeil, naturel en apparence, et profond.

Au fur et à mesure qu'on répète les séances de fascination, j'ai remarqué que les sujets, d'abord en catalepsie, sont aptes insensiblement à passer en période de léthargie profonde avec les phénomènes d'hyperexcitabilité neuro-musculaire qui n'apparaissent pas dans les premiers temps. Il est à noter qu'on peut grouper trois ou quatre sujets autour d'un appareil en rotation et qu'on peut ainsi les endormir tous à la fois; c'est là un point utile à connaître pour l'étude des phénomènes hypnotiques, que l'on peut suivre ainsi simultanément sur plusieurs sujets à la fois.

Dans la même série d'idées, j'ai eu encore recours, comme moyen succédané des appareils rotatifs, à l'emploi de la lumière électrique sous forme de lampe à incandescence, sous forme de bijoux étincelants, etc.

Les auteurs qui se sont occupés de provoquer l'état de fascination, ou ces états mixtes somnambulo-cataleptiques seuls reconnus à l'École de Nancy, ont employé principalement un objet brillant présenté devant les yeux du sujet. Ce procédé est fatigant et infidèle; l'emploi des miroirs rotatifs que j'ai introduits dans la thérapeutique hypnotique me permet d'aller beaucoup plus vite et avec une quasi certitude. En deux à quatre minutes, un sujet bien disposé et entraîné par l'exemple de ses camarades est complètement fasciné avec catalepsie et anesthésie cutanée.

Voici comment les choses se passent : Au moment où le sujet prédisposé est mis en présence du miroir tournant, son œil est littéralement attiré, le regard est fixé ; il s'isole de l'extérieur, un sentiment de fatigue se développe, les paupières commencent à clignoter, peu à peu elles se ferment, il se renverse sur le dos du fauteuil et paraît dormir d'un sommeil profond. On constate alors de l'anesthésie cutanée et de la catalepsie des membres.

Il est à remarquer que, dans cet état spécial de fascination, l'isolement mental du milieu ambiant n'est pas aussi complet et profond que dans les états somnambuliques du grand hypnotisme. Le fasciné en un mot n'est pas aussi complètement séparé du monde extérieur ; son sommeil est plus superficiel et il conserve encore quelques liens, quelques réactions de mémoire qui lui permettent de savoir où il est et quelle est la personne qui lui adresse la parole. Néanmoins il est parfaitement suggestible, et on peut lui donner, ainsi que je l'ai fait à différentes reprises, dans l'ordre thérapeutique, les suggestions variées. Les sujets réfractaires aux premières séances sont peu à peu entraînés, et en général, au bout de dix à douze séances de chacune dix à vingt minutes de durée, ils arrivent comme les autres à subir l'influence des appareils.

Il résulte en effet de ma pratique particulière, qu'un certain nombre de sujets masculins ou féminins, qui ne présentent au début de leur entraînement que des manifestations du petit hypnotisme ou de la fascination, sont amenés peu à peu, par suite de leur mise en rapport avec les miroirs quotidiennement, à descendre insensiblement les échelons et au bout d'un certain temps à présenter les phases léthargiques, qu'ils révèlent avec tous leurs caractères. On peut donc chez certains sujets prédisposés créer en eux expérimentalement les états divers du grand hypnotisme, lesquels peuvent, comme on le sait, devenir des points de départ d'actions thérapeutiques d'une efficacité incontestable.

Ces considérations physiologiques de l'enchaînement régulier des différents états de l'hypnotisme et leur subordination réciproque me paraissent être les notions indispensables à connaître comme méthodes naturelles à imiter pour la mise en train de l'étude des médicaments à distance sur les sujets hypnotisés. — Ne faut-il pas, en effet, bien connaître la marche et l'enchaînement réciproque du processus de l'hypnotisme à l'état normal pour se rendre compte de ce que deviennent ces mêmes phénomènes dans les conditions nouvelles et extra-physiologiques que l'on va susciter ?

Voyons maintenant comment, dans la pratique des expériences de l'action du médicament à distance, les choses vont se passer.

Je le dis dès le début, lorsqu'on laisse le sujet abandonné à lui-même, sans lui parler, sans lui faire les plus minimes attouchements, une fois qu'il est sous l'influence d'un agent stimulateur quelconque, il va dérouler de lui-même les énergies naturelles dont il est animé et en passant successivement de l'état léthargique à l'état cataleptique, puis à l'état de somnambulisme lucide, pour revenir à la phase léthargique de retour, il va nous donner la démonstration expérimentale de l'enchaînement du processus hypnotique tel que nous venons de le formuler précédemment.

Le tube étant placé, comme il a été dit, au lieu d'élection au niveau de la nuque, au bout d'une minute ou deux on voit quelques tressaillements fibrillaires apparaître sur la face; des grimaces subites, consécutives à quelques hallucinations visuelles, se révèlent; le sujet s'agite sur son siège ou bien il défait sa coiffure, se gratte ou délace ses vêtements; puis. à un degré un peu plus avancé, les yeux s'ouvrent spontanément et cela d'une façon silencieuse. Ils expriment alors, suivant la nature de la substance employée, des expressions émotives diverses. Le plus souvent ce sont des expressions de crainte et de terreur qui sont en jeu.

C'est la phase léthargique du processus qui se révèle alors avec cet état d'hyperexcitabilité des régions émotives qui lui est propre. Ordinairement cette phase reste silencieuse. Les sujets ne parlent pas, et, s'ils ne sont pas provoqués d'une façon quelconque, ils restent dans l'état léthargique et ne s'élèvent pas au degré supérieur.

Mais, si le sujet est doué d'une impressionnabilité

spéciale, s'il est pourvu d'aptitudes intellectuelles plus riches, l'action de la substance employée trouvera bien un champ d'action plus vaste. Elle s'accumule en lui progressivement et développe la mise en activité des territoires multiples de son cerveau. Il se met donc spontanément à parler et à exprimer les impressions subjectives qui le travaillent.

Il est donc entré *motu proprio* dans la phase du somnambulisme lucide qui correspond à la période culminante du processus hypnotique en évolution. Et c'est ainsi que cette graduation, aussi naturelle que spontanée des processus successifs de l'hypnotisme, nous démontre encore les liens qui les réunissent entre eux ainsi que leurs filiations physiologiques.

Mais ce n'est pas tout, et, après ce qui va suivre, on va voir combien les connexions sont encore plus intimes.

Au moment en effet où le processus, sous l'action de la substance stimulante, est à son point culminant, vient-on à éloigner du sujet subitement le tube contenant la substance active, immédiatement un changement profond s'opère dans tout son être. S'il marche, il s'arrête subitement et devient titubant; s'il parle, il interrompt immédiatement sa phrase qui reste inachevée, et alors, si on continue à le priver de cette force d'emprunt qui l'anime et le soutient, on le voit tantôt brusquement, tantôt lentement, passer par les mêmes phases qu'il a parcourues pendant la période ascendante du processus, et s'arrêter quelquefois comme foudroyé à la phase de la léthargie de retour.

Pendant cette phase régressive, on assiste encore à une série de phénomènes des plus intéressants et qui annoncent qu'il s'agit bien d'un véritable cycle parcouru par le sujet. Il exprime en effet, au fur et à mesure qu'il descend et se rapproche de la période de léthargie de retour, les mêmes gestes, les mêmes grimaces, les mêmes tics et tressaillements fibrillaires qu'il a manifestés dans la période ascendante du processus, et ces phénomènes se manifestent naturellement dans l'ordre inverse où ils se sont tout d'abord révélés. Par exemple si, au début, le sujet a tiré la langue en faisant des grimaces, les mêmes manifestations se révèlent, à la fin, sur les frontières de la léthargie de retour.

Cet enchaînement de phénomènes, qui se déroulent d'eux-mêmes si ponctuellement chez les sujets hypnotisés, indique d'une façon précise la conduite à tenir dans la direction méthodique des experiences; il nous montre la fatalité des operations, leur marche ascendante, leur période de culmination suivie de la période de décours.

Il faut donc prendre sur soi de respecter d'une façon absolue l'ordre naturel des choses, ainsi que l'état du sujet une fois qu'il est sous l'action de la substance stimulatrice qui agit sur lui, *ne pas lui parler, éviter les moindres attouchements sur une région quelconque de sa personne, et de la tête en particulier*. Il faut savoir attendre et laisser évoluer d'elles-mêmes les forces mystérieuses de son système nerveux auquel on fait expérimentalement appel.

Autre précaution encore à retenir : comme chaque substance que l'on expérimente agit chez le sujet d'une façon spécifique et détermine des processus appropriés, il faut d'une manière absolue, si l'on ne veut pas entremêler les phénomènes les uns avec les autres, attendre, avant d'expérimenter l'action d'une nouvelle substance, d'avoir constaté bien nettement que l'action de la substance précédemment employée est complètement épuisée. Il faut que le sujet en soit absolument *expurgé*.

Pour bien se rendre compte qu'il en est ainsi, il faut, en faisant appel aux notions physiologiques précédemment exprimées, savoir bien reconnaître que le sujet est entré dans la phase de la léthargie de retour. Il y a pour cela un signe pathognomonique, c'est le retour de l'hyperexcitabilité neuro-musculaire des avant-bras, révélé par l'action d'un léger frôlement. Tant que cette contraction symptomatique de l'état léthargique ne sera pas réapparue d'une façon nettement apparente, il faut attendre : cela prouve que le sujet est toujours sous l'action de la substance précédemment employée. Mieux vaut attendre quelques minutes, et quand on voit que le sujet, interrogé ainsi qu'il a été dit, a récupéré son hyperexcitabilité caractéristique de l'état léthargique aux avant-bras, on peut le considérer comme ayant expurgé l'action de la substance employée précédemment et susciter un nouveau phénomène expérimental.

CHAPITRE IV

SYMPTOMATOLOGIE

DE LA SOLLICITATION DES RÉGIONS ÉMOTIVES

Après avoir exposé, comme nous venons de le faire, les procédés techniques et la véritable méthode à employer pour la conduite régulière dans la sollicitation expérimentale des régions émotives de l'organisme, nous allons entrer dans le cœur même de la question et chercher à préciser ce que nous entendons, au point de vue de la physiologie cérébrale, par régions émotives.

Parmi les différentes manifestations de l'activité mentale, il est un groupe tout spécial de phénomènes nerveux qui jouent, à l'état de veille comme à l'état de sommeil, dans nos rêves, un rôle de premier ordre, et qui constituent par cela même un des chapitres les plus nets et les plus intéressants de la vie psychique; je veux parler des phénomènes émotifs dont l'ensemble constitue l'émotivité[1].

Ces phénomènes sont caractérisés par les réactions fatales et autonomiques de notre sensorium, en présence d'une impression extérieure qui suscite l'activité de ses réseaux, lesquels sont doués, ainsi que je l'ai indiqué déjà, d'une véritable autonomie, et je dirai même d'une localisation spéciale dans un territoire de l'écorce, ainsi que j'ai essayé de le démontrer dans mes précédents travaux.

J'ai publié, il y a quelques années, sous le titre d'*Hémiplégies émotives*, un certain nombre de cas suivis d'autopsie, dans lesquels je rapportais l'histoire de ces hémiplégiques larmoyants qui pleurent aussitôt qu'on leur adresse la parole, ou bien qu'on s'approche d'eux. J'ai signalé ce fait très intéressant, c'est qu'il s'agit, dans presque tous ces cas, d'hémiplégies gauches qui portent, par consé-

1 Luys, *Traité clinique et pratique des maladies mentales*, p. 113, 1881. Voy. De l'émovité normale et de la surexcitation incoercible des facultés émotives.

quent, dans le lobe droit du cerveau, des lésions fixes exclusivement localisées au niveau des circonvolutions de l'insula et de la première temporale[1].

Le rôle physiologique de ces régions émotives du cerveau, mis tout d'abord en saillie par Guislain dans ses remarquables leçons sur les phrénopathies, a, jusqu'à présent, en dehors des médecins aliénistes, sollicité à peine l'attention des physiologistes et des médecins cliniciens[2]. Et cependant, pour peu qu'on y réfléchisse, que de choses inconnues cette étude est capable de nous révéler, et combien certains problèmes, obscurs encore, de notre vie psychique, se trouvent grâce à elle éclairés d'un jour tout nouveau !

A l'état normal en effet ce sont les mêmes régions émotives qui, sous le nom d'émotions variées, en dehors de notre propre volonté, entrent *motu proprio* en période d'éréthisme. Elles s'élè-

[1] *L'Encéphale*, t. I, 1881.

[2] Suivant Guislain, la dénomination de *sens émotif* est synonyme du *Gemüth* des Allemands, de l'*animus* des Latins, du θυμός des Grecs. — *Leçons orales sur les phrénopathies*, 2e édition, J.-B. Baillière et fils, 2 vol. in-8, Paris, 1880. Voy. t. II, page 123.

vent, elles s'abaissent dans leurs manifestations, sans aucune participation de notre moi conscient, et elles constituent alors, dans tous les actes de notre vie courante, une véritable puissance indisciplinée qui s'ébranle malgré nous, s'exhale soudainement et devient ainsi participante à toutes les phases de la vie que nous traversons.

Nous ne pouvons pas, en effet, ne pas sentir les chocs incessants qui nous impressionnent, et nous sommes soumis tous tant que nous sommes, plus ou moins suivant notre nature, notre âge, notre puissance sur nous-mêmes, à cette aveugle domination des régions émotives de notre for intérieur qui règnent en souveraines et s'imposent, le jour comme la nuit, à tous les moments de notre existence.

Ne savons-nous pas que toutes ces émotions qui émergent de notre sensibilité intime éclatent malgré nous sur notre visage, dans notre attitude et dans nos gestes ? Et cette puissance émotive se révèle encore malgré nous avec une force d'expansion incoercible dans certaines conditions spéciales, alors que, rationnellement parlant, elle n'a aucune raison de se développer.

C'est ainsi qu'au théâtre, par exemple, alors que nous savons parfaitement que tout ce qui se déroule sous nos yeux n'est qu'une simple fiction, à un moment donné, aux périodes pathétiques, nous sommes entraînés invinciblement par l'émotion provoquée ; et alors ces mêmes régions émotives de notre être, artificiellement sollicitées, s'associent fatalement aux mouvements du drame en action et trahissent, tantôt par des larmes discrètes, tantôt par des mouvements respiratoires anxieux, les divers états d'ébranlement par lesquels elles se trouvent ainsi sollicitées.

C'est ainsi que la vue de certaines douleurs physiques développent incontinent en nous le sentiment de la pitié et de la commisération ; que, dans les grandes assemblées, l'éloquence en action développe chez l'auditoire des courants sympathiques ; que la vue d'un symbole qui nous rappelle certains souvenirs gais ou tristes de notre existence sollicite d'elle-même un concert de sentiments appropriés ; qu'à un moment donné, lorsque nous sommes en voyage, et que dans un pays étranger, par exemple, ou après une longue absence, nous voyons flotter le drapeau national, nous sommes vivement émus à la vue de ces couleurs qui nous rappellent la patrie absente. Sans vouloir multiplier toute la gamme des émotions qui sont susceptibles de mettre en jeu les différentes cordes de notre sensibilité intime, nous arrivons à voir que cette puissance émotive qui revêt en nous des modalités si variées est une puissance autonome, incoercible et soustraite complètement à l'action de la personnalité psychique et de notre volonté qu'elle domine entièrement.

Mais c'est souvent dans le domaine de la pathologie mentale que cette indépendance des régions émotives se manifeste avec une intensité des plus significatives. Ce sont elles qui seules se mettent en éréthisme, comme un foyer d'excitation morbide qui s'allume isolément dans sa sphère d'action propre en laissant indemnes les autres départements de l'écorce. Qui de nous n'a présent à l'esprit ces cas si caractéristiques de lypémanie anxieuse, dans lesquels on voit les malheureux patients, arrivant à un état d'hyperexcitabilité extrême, se lamenter sans cesse et exhaler sous mille formes leurs incessantes anxiétés, alors que leur intelligence est demeurée intacte et qu'ils assistent désespérés à cette dissociation de leur être, à ces mouvements émotifs qui les dominent et dont ils ne peuvent modérer les écarts ?

Cela posé, n'est-ce pas là un phénomène bien étrange que de voir, dans la série des expériences que nous allons exposer, combien ces forces automatiques des régions émotives de notre être qui, à l'état normal comme à l'état pathologique, ont une action si puissante, sont susceptibles, à un moment donné, d'être isolées et étudiées à part, comme on étudie les fonctions de la sensibilité sur les nerfs moteurs ? Elles deviennent, en un mot, maniables à volonté, et cela sans que l'individu en ait connaissance. Il devient donc possible de développer chez l'individu hypnotisé, sans qu'il en ait la moindre conscience, les départements divers de son émotivité, et de faire vibrer alternativement les notes gaies et les notes tristes de son être, de faire apparaître les émotions de la joie, du plaisir, de la colère. de l'appréhension vague, de la tristesse la plus profonde, etc.

Et, chose bien remarquable, toute cette gamme d'émotions mimiques va se développer à froid, en silence, d'une façon fatale, comme un processus réflexe, sans la moindre participation consciente du sujet qui, à son réveil, n'en conserve aucun souvenir. Ce sont là évidemment des phénomènes très saisissants, dont le récit touche à l'invraisemblance, et qui laissent, dans l'esprit de ceux qui les voient pour la première fois, une impression très légitime de suspicion et d'inquiétude vague.

Ces prémisses étant posées, avant d'aborder directement la question de l'action des médicaments à distance chez les sujets hypnotisés, je pense qu'il est indispensable, pour bien embrasser le sujet qui nous occupe, de montrer, par certaines transitions, comment la sollicitation artificielle des émotions sous l'action des substances médicamenteuses n'est pas sans avoir quelques points de contact avec certains phénomènes que l'on rencontre dans la pratique normale des actions hypnotiques.

Nous allons voir, dans le récit des expériences, que les substances médicamenteuses tenues à une certaine distance déterminent sur le système musculaire soit des convulsions cloniques, soit des convulsions toniques.

Eh bien ! dans les phases léthargiques de l'hypnotisme on constate des manifestations musculaires de même ordre, manifestations si caractéristiques et dont M. Charcot le premier a démontré la valeur séméiologique indiscutable sous le nom d'hyperexcitabilité neuro-musculaire [1]. Cette hyperexcitabilité neuro-musculaire, en effet, qui se manifeste d'une façon si énergique sur certains groupes de muscles, est susceptible d'apparaître normalement sous l'influence de certains attouchements légers venant frôler directement le muscle (ce sont principalement les muscles du bras et de l'avant-bras qui sont le siège de ces manifestations hyperesthésiques).

Il n'en est pas toujours ainsi, et, chez des sujets bien cultivés dont l'hyperexcitabilité musculaire est portée à un état d'exaltation extrême, on voit alors la contracture se développer à distance par la présence du doigt de l'hypnotiseur tenu à trois ou quatre centimètres du muscle. C'est ici un véritable rendement de l'action d'un corps agissant à distance sur le muscle d'un sujet hypnotisé.

Un simple courant d'air, ainsi que l'a démon-

[1] Charcot et Paul Richer, *Archives de neurologie*, t. II, III, IV. Contributions à l'étude de l'hypnotisme chez les hystériques : Phénomènes de l'hyperexcitabilité neuro-musculaire.

tré Dumontpallier[1], la présence d'un rayon lumineux dardé sur l'avant-bras, suffisent à produire des phénomènes de même ordre. Un petit aimant, placé dans un vase de verre et présenté à une distance de trois ou quatre centimètres de la peau de l'avant-bras, a produit, dans une certaine série de mes expériences à distance, la raideur des muscles, etc. On peut donc déjà reconnaître qu'un sujet hypnotisé, placé dans la période de léthargie, a le système musculaire doué d'une réceptivité spéciale et porté à un état d'hyperexcitabilité tel qu'il est susceptible de réagir sous l'action des ébranlements les plus minimes et de forces infinitésimales agissant à distance et sans contact direct avec lui.

Dans la phase suivante, dite de catalepsie, les phénomènes qui apparaissent commencent à devenir plus complexes ; ce n'est pas seulement l'état de la contractilité musculaire qui est modifié ; les réactions somatiques passent sur un autre théâtre et on peut dire que, dans ce nouvel état, l'hyperexcitabilité neuro-musculaire de la période précé-

1 Dumontpallier, *Comptes rendus de la Société de biologie*, 1881, 1884.

dente a quitté les régions musculaires pour gagner les régions émotives.

On sait en effet combien, dans cet état spécial, les sujets sont aptes à conserver les attitudes expressives qu'on leur imprime, combien ils traduisent sans parler ni entendre, par des gestes automatiques, les émotions déterminées de joie, de colère qu'on leur communique. Les facultés émotives sont donc devenues malléables à la volonté de l'expérimentateur, il en dispose à son gré et les sollicite dans le sens qui lui plaît.

Ce n'est pas ici la fibre musculaire qui se trouve portée à un degré d'excitabilité ultra-physiologique, ce sont d'autres régions du système nerveux dans lesquelles la suractivite fonctionnelle se développe. Ce sont les régionsémotives elles-mêmes qui jouent le princlpal rôle et arrivent alors à une période d'exaltation extrême ; le moindre petit appel qui leur est fait suffit à les mettre en éréthisme et à développer leurs aptitudes latentes. Il semble que, dans cette phase, les forces vives qui mettaient précédemment le système musculaire en état d'hyperexcitabilité aient émigré dans ces régions nouvelles et s'y soient cantonnées. — C'est là en effet, qu'elles ont élu domicile, et pour peu qu'on sache formuler les interrogations avec méthode, on est immédiatement frappé des changements qui se sont opérés dans l'état neurologique du sujet et dans la façon nouvelle dont il réagit. Ainsi, dès maintenant, sans faire aucun attouchement direct, sans prononcer une parole, on peut mettre en activité les régions émotives de son être qui entre incontinent en jeu. On peut développer chez lui les émotions de joie. d'aversion, d'étonnement, de satisfaction, de colère, etc., et tout cela par le seul fait de la présentation à distance de certaines images variées représentant soit des physionomies tristes ou exprimant l'hilarité. S'agit-il d'un dessin représentant une personne en période de tristesse, le sujet la contemple, la fixe avec stupeur, et quand on suit les mouvements qui s'opèrent en lui on voit sa figure qui se met à l'unisson, qui se contracte, ses yeux deviennent immobiles en fixant l'image, et peu à peu, continue-t-on l'expérience, des larmes apparaissent et démontrent ainsi la légitimité de l'impression latente.

S'agit-il d'un dessin exprimant une physionomie gaie, c'est une série de phénomènes inverses qui se déroulent alors; le sujet contemple le dessin, il s'en impressionne peu à peu, on le voit se dérider, l'expansion des tissus s'opérer sur son visage, son regard s'éclaircit et peu à peu des éclats de rire viennent compléter le tableau de cette mimique de la gaîté.

De ces expériences, que l'on peut varier de façon multiple, on voit déjà que l'on peut agir à distance sur le sensorium d'un sujet en état d'hypnotisme, et c'est la lumière, ce sont les impressions de l'éther qui, agissant à distance sur la périphérie nerveuse de la rétine, sollicitent alors ces réactions variées des régions émotives qui se mettent ainsi, automatiquement, à l'unisson des sollicitations qui leur viennent du dehors.

Il est encore un phénomène propre à la période cataleptique normale, qu'il est très important de connaître pour pouvoir apprécier, sans trop grand étonnement, certaines manifestations similaires en présence desquelles on se trouve naturellement amené à la pratique des médicaments à distance. C'est ce qu'on appelle la *prise* du regard.

On sait, en effet, que lorsqu'un sujet est en état cataleptique, si ses yeux se trouvent fixés, soit sur ceux de l'expérimentateur, soit sur un objet brillant quelconque, un bouton métallique, un bouchon de carafe, ses yeux sont en quelque sorte immobilisés sur le point brillant. Ils ne peuvent plus se détacher de la radiation lumineuse par laquelle ils sont attirés. On peut alors le conduire, le faire aller avec soi, et il vous suit comme l'aiguille aimantée suit son aimant. C'est une force d'emprunt qui le tient en éveil et le soutient. Tant que l'objet brillant est devant lui, tout va bien, mais vient-on inopinément à faire disparaître cet objet brillant, on voit alors se former un phémomème étrange : le sujet est tout à coup désorienté, il est inquiet, il devient titubant, et si vous n'y prenez garde, vous le voyez à l'instant tomber à vos pieds comme foudroyé, et il reste inerte, les yeux fermés, sans dire un mot, sans un cri, sans aucune émotion ; et si on l'examine alors, on constate qu'il est revenu d'emblée on période de léthargie. Que s'est-il donc passé ? Il y a encore là un phénomène d'action à distance produit par la radiation lumineuse agissant sur la rétine d'abord, et sur le cerveau ensuite. C'est cette radiation lumineuse qui seule alors actionnait le système nerveux et le tenait en éveil ;

et la soustraction brusque de cette force stimulatrice a anéanti incontinent son activité, comme la soustraction du courant électrique dans un électro-aimant amène la chute du morceau de fer doux qui se trouvait maintenu par lui.

Nous verrons, par l'exposé des expériences ultérieures, combien ces étranges phénomènes de l'hypnotisme normal servent à éclairer les différentes phases qu'elles peuvent présenter. Ils leur enlèvent, par la comparaison avec certains phénomènes connus, ce qu'elles peuvent avoir d'insolite et d'extra-physiologique quand on n'a pas la notion exacte de l'évolution des phases normales de l'hypnotisme. Nous verrons donc des phénomènes similaires se produire, nous verrons des sujets actionnés par certaines substances tenues à distance dans des tubes de verre, fascinés en quelque sorte comme ils le sont par un objet brillant, aller, venir, parler, réciter des vers, chanter quelques airs et se maintenir ainsi en période d'éréthisme intellectuel pendant un certain temps par l'action stimulatrice d'une substance donnée, et nous les verrons devenir inopinément silencieux, hésitants, si l'on vient à enlever subitement ladite substance, et tomber brusquement comme foudroyés, en léthargie, si l'on vient à l'éloigner tout à fait.

Il est bon de noter que, lorsqu'on a affaire à un sujet hémianesthésique (ce qui est assez fréquent chez les hystériques hypnotisables), les réactions des régions émotives sont différentes à gauche et à droite : elles sont dédoublées. Le sujet, par exemple, une fois en léthargie, si on excite le tégument cutané d'un côté soit de la face, soit sur la peau du bras, par des attouchements légers, on détermine du côté correspondant une expression de gaîté avec rires; et, si on opère du côté opposé, on détermine des expressions de tristesse accompagnées quelquefois de sanglots (planches XVII et XVIII). Il est bon d'avoir ces particularités présentes à l'esprit pour se rendre compte des différentes réactions émotives que l'on obtient chez les sujets mis en présence de substances médicamenteuses.

Ces explications étant ainsi données comme théorèmes préparatoires, servant de transition entre l'étude de l'hypnotisme normal et l'étude de l'hypnotisme extra normal, voyons maintenant comment les choses se passent lorsque les expériences sont mises en activité et que l'on assiste à la sollicitation expérimentale des régions émotives de l'être vivant.

Les réactions produites sur l'organisme hypnotisé par l'action à distance des substances stimulatrices se présentent sous deux modalités bien tranchées. Elles sont ou silencieuses ou loquaces.

Dès la première série de faits, suivant la constitution propre du sujet, suivant son impressionnabilité intime et la nature de la substance employée, les phénomènes réactionnels évoluent d'eux-mêmes en silence; et le sujet, ne dépassant pas la période léthargique et cataleptique qui est ordinairement muette, ne s'élève pas jusqu'à la phase de somnambulisme lucide dans laquelle les sujets entendent et parlent. Tous les phénomènes réactionnels se développent en lui d'une façon silencieuse et calme, comme s'il s'agissait d'un automate dont les ressorts montés dans une certaine direction se mettent d'eux-mêmes en action. Les yeux seuls sont ouverts et vivants, et par leur regard qui laisse transpercer les émotions intérieures, on reconnaît la graduation des activités cérébrales sous-jacentes. La morphine, la valériane, la strichnine, la spartéine, le bromure de potassium, etc., produisent des réactions de cette espèce.

Dans la seconde série de faits, alors que la susceptibilité du sujet est plus exaltée ou que l'action de la substance employée a un lieu d'action différent, on le voit s'élever d'un cran dans l'échelle des phénomènes hypnotiques. Il remonte alors à la phase de somnambulisme lucide; il entend, il entre en communication orale avec le monde extérieur, et, tout en restant inconscient et incapable d'enregistrer et de conserver les impressions qui se passent en lui, il parle, il répond, et par les réactions coordonnées, il donne aux personnes qui ne sont pas habituées à voir ces phénomènes l'illusion de la vie réelle et les apparences d'un état de conscience parfaitement accusé. C'est ainsi qu'agissent le café, le haschisch, les spiritueux de toute espèce et toutes les substances en un mot qui paraissent avoir particulièrement une action élective sur les régions intellectuelles.

I

Dans le premier cas, une fois que le tube a été promené sur les différents territoires nerveux périphériques, les phénomènes expressifs se développent d'une façon plus ou moins rapide, pour arriver au maximum d'effet; d'autres fois, lente à se traduire, l'action de la substance s'accumule en silence et éclate tout d'un coup en convulsions saccadées. Et tout cela se passe d'une façon absolument silencieuse. Ce sont ordinairement les expressions de crainte et d'effroi qui dominent. Et, en même temps que les émotions se développent, on note presque constamment des convulsions, des contractions partielles, soit d'un bras, soit de la face, soit de tout un côté du corps. Les expressions émotives généralisées sont plus rares, je ne les ai obtenues que partielles et unilatérales.

D'autres fois, ce sont des paralysies locales avec prostration généralisée, comme dans l'action du bromure de potassium (planche VI). Et, chose des plus significatives, l'innervation de la vie végétative est facilement troublée ; si bien que, dans certains cas, s'il s'agit de la spartéine, par exemple, on note des troubles paralytiques du côté des muscles respiratoires, et rapidement un état d'abattement profond, quasi-comateux, dans lequel le sujet tombe, la bouche béante, les yeux égarés, avec absence de tout mouvement inspiratoire soit des pectoraux, soit du diaphragme (planche XIII). On comprend comment une expérience semblable ne peut être longtemps prolongée et la responsabilité qui plane sur la tête des expérimentateurs engagés sur ce terrain. Néanmoins j'ai pu faire une photographie du sujet dans cette phase délicate de de nos expériences.

Le chlorhydrate de morphine à la dose d'un dixième détermine, comme toutes les subtances expérimentées, des troubles variés suivant que le tube est appliqué soit sur le côté gauche, soit sur le côté droit du sujet et suivant qu'on l'a placé dans telle ou telle région des téguments cutanés.

Ainsi, placé à gauche de la nuque, c'est très rapidement l'expression d'une vive terreur qu'il détermine, le sujet est fortement secoué, ainsi qu'on peut le voir, planche VIII : sa figure exprime une terreur profonde, la tête est inclinée à gauche, les bras raidis et les mains croisées sont rigides, l'individu est tendu et contracturé, toute sa personne traduit le plus grand effroi. Vient-on à prolonger le contact, l'ébranlement émotif accumulé poursuit son cours et se révèle alors par une sorte de réaction qui exprime la défense (planche X); ce n'est plus la stupéfaction simple qui est exprimée, c'est la colère avec mouvements de défense. Le bras droit, resté libre, se retire et se plie comme pour donner un coup de poing, et les yeux, tournés vers un être imaginaire, sont chargés de menaces, le bras gauche devient contracturé. Vient-on à changer le champ d'action de la substance stimulatrice, c'est tout un autre tableau qui se déroule; le place-t-on par exemple à droite, derrière l'oreille, même à distance, la scène change du tout au tout et on assiste à une transformation complète du sujet (planche XI).

Tout à l'heure, les émotions exprimées étaient brusques, violentes et tumultueuses, actuellement tout est calme et tranquille, c'est une période de détente qui s'annonce. On peut le voir sur la planche, la physionomie reposée exprime le calme et la sécurité complète. Le sujet repose mollement sur le fauteuil, ses bras sont libres, son regard est vague, et tout exprime dans sa physionomie cette langueur et ce bien-être complet, cher à tous les fumeurs d'opium.

Bien plus, si l'on prolonge l'action du tube en cette région, on assiste à un phénomène des plus saisissants, et qui démontre une fois de plus la réalité des lois de l'enchaînement des états hypnotiques tels que je les ai indiqués (planche XII). Ainsi, au bout de quelques secondes, le sujet, sous l'action sédative de la morphine, ferme les yeux, se laisse aller de plus en plus et tombe dans un véritable sommeil. Eh bien, ce sommeil, malgré ses apparences, son calme et son abandon, n'est pas le sommeil naturel ; c'est le sommeil expérimental, c'est le sommeil morphinique très nettement caractérisé, et la preuve la plus péremptoire, c'est qu'après avoir duré quelques minutes, temps nécessaire au sujet pour se remettre des ébranlements profonds qu'il a subis au début, cet état de sommeil artificiel, qui n'est pas accompagné d'hyperexcitabilité neuro-musculaire, qui a sa physionomie propre ainsi qu'on peut le voir sur la planche, fait suite, par transition insensible, au sommeil hypnotique ou plutôt à la période de léthargie de retour. Si l'on compare la planche XII avec la précédente, on reconnaît la dissemblance profonde qui caractérise ces deux états, à l'expression différente de la physionomie même du sujet dans l'un et dans l'autre cas.

Le retour naturel de la période descendante des processus hypnotiques s'est donc, dans ce cas, opéré silencieux, de lui-même, non par des phénomènes apparents et actifs, mais bien par une pente naturelle qui a conduit le sujet au terme de son décours expérimental.

Le récit détaillé du processus hypnotique propre au chlorhydrate de morphine ne suffira pas pour vous donner une idée de la marche des choses et des effets d'émotivité étranges que l'on est amené à constater. Le récit de toutes les autres substances que j'ai mises en expérience, non sur le même sujet, mais sur des sujets différents, trouvera sa place plus loin. Je me contente seulement, pour le moment, de signaler les particularités suivantes.

Le sulfate de strychnine, appliqué à gauche (planche XXI), a fait apparaître rapidement de fortes contractures des deux côtés, avec secousses convulsives violentes bilatérales, raideur des membres et gonflement thyroïdien. Et, comme la morphine présentée au même sujet à droite, il a déterminé des réactions inverses, c'est-à-dire une expansion de gaîté allant jusqu'à un état de jubilation extrême (planche XXII).

Le sulfate d'atropine (planche XXIV) paraît avoir une action stupéfiante peu intense; présenté à gauche ou à droite, son action paraît frapper surtout sur les forces somatiques; le sujet est affaissé, anhélant, dans un état d'accablement extrême, les traits du visage sont tirés; son regard vague, fixé en haut, exprime un état d'atonie générale, qui plane sur toutes les forces vives de l'économie. Néanmoins, si on présente à nouveau le tube, la raideur du tronc se révèle et le sujet se trouve dans un véritable opisthotonos.

Les spiritueux, le cognac, le rhum, le champagne, le vin, la bière sont susceptibles d'agir d'une façon analogue à celle dont ils agissent chez l'homme sain; ils déterminent l'ivresse avec tout son cortège d'attitudes spéciales, la physionomie est ébrieuse, et, comme expression ultime, la résolution complète et l'impossibilité de se tenir debout. En quelques minutes, le sujet en expérience, sous l'action d'une dose modérée de cognac, a passé de l'état naturel représenté sur la planche à l'état d'ébriété alcoolique complète avec agitation, physionomie transformée, embarras de la parole et délire approprié (planches XV et XXVIII).

Dans la plupart des circonstances, le sujet — Esther — ne demeure pas à l'état cataleptique, la présence de l'alcool le fait monter à la période de somnambulisme; alors elle parle et son délire exprime des scènes d'ivresse des plus caractéristiques.

Un autre sujet représente au bout de dix minutes après être tombé dans la résolution la plus complète, cet abandon total de sa personnalité.

Ces phénomènes expérimentaux de l'ivresse alcoolique sont, comme les expériences précédentes, de véritables processus artificiels qui se développent et rétrocèdent d'eux-mêmes. Il suffit d'enlever le tube incitateur pour rendre le sujet à la raison, et en huit ou dix minutes, il se relève de l'état quasi comateux dans lequel il a été plongé ; et le réveil naturel s'opère sans qu'il conserve le moindre souvenir des perturbations causées en lui par la substance sous l'influence de laquelle il se trouvait.

II

Chez un grand nombre de sujets hypnotisés soumis à l'action des substances à distance, les phénomènes réactionnels exprimés par eux s'accomplissent en silence, sans une parole qui exprime au dehors l'excitation de leur émotivité. Leurs yeux, les traits de leur visage, leurs attitudes sont les seuls signes extérieurs qui trahissent les ébranlements intérieurs de leur émotivité. La sphère intellectuelle ou plutôt phonomotrice reste complètement en dehors des phénomènes, aucune sonorité émotive concomitante ne vient d'une façon symétrique compléter l'expression du visage. Mais, sous l'influence d'une cause ou d'une autre, ces mêmes régions viennent-elles à entrer en action, le sujet récupère-t-il la faculté d'entendre et de communiquer avec les assistants, immédiatement le tableau expérimental prend un tout autre caractère. Le sujet se met à parler de lui-même, et, passant insensiblement à la période de somnambulisme lucide, rien que par la vertu propice des substances employées (café, haschisch, rhum...), sans provocation aucune, il entre en quelque sorte en vie et révèle au dehors les divers états des régions émotives. C'est la statue, c'est l'automate qui s'anime et qui parle, et pour cela, toujours en dehors de la personnalité consciente qui reste anéantie.

C'est la phase des expériences loquaces qui se révèle. Et alors, suivant ses aptitudes naturelles, suivant son genre de vie, sa nature, ses désirs ou ses inclinations, et surtout suivant la nature de la substance employée, on voit le sujet exprimer, avec une allure et une franchise des plus naturelles, des scènes d'une vie imaginaire qu'il se crée incontinent et dont il déroule ainsi inopinément les diverses péripéties. Tantôt, suivant l'état intime de son émotivité, les idées qu'il exprime ont une tournure triste et mélancolique; la valériane quelquefois produit des effets semblables. — Ce sont alors des émotions dépressives qui sont exprimées ; le sujet est dans un cimetière, il assiste à l'inhumation d'une personne aimée, il se prosterne, le front contre terre, fait des génuflexions et désigne des croix avec l'expression d'une douleur profonde (planche XX). D'autres fois, sous l'influence d'un autre stimulant, le haschisch, par exemple, ce sont des émotions de gaîté et d'expansion joyeuse qui sont ainsi mises en action. Le sujet se croit au théâtre, il y joue un rôle imaginaire avec un entrain et un enchaînement d'idées extraordinaires, il débite quelques scènes, et, s'il est musicien, chante même quelques airs avec une grande expression et une sentimentalité des plus naturelles. D'autres fois, quand il s'agit d'autres substances, ce sont des scènes de vol, d'assassinat, de poursuite, d'évasion, etc. ; en un mot le sujet se trouve, par le fait même de l'agent mis en présence de lui, influencé d'une certaine façon au point de vue psychique, et cet état émotif engendre à la suite, par un enchaînement automatique des idées aux émotions, toute une série de scènes pathétiques plus ou moins nuancées qu'il exprime comme si elles étaient réelles. Et bien plus, l'identité des phénomènes qui se développent toutes les fois qu'on répète l'action des mêmes substances chez le même sujet, prouve bien qu'il y a un appel psychique spécifique qui développe des réactions intellectuelles spécifiques. Toutes les fois, en effet, que chez le même sujet j'ai employé les mêmes substances, j'ai toujours obtenu la répétition des mêmes scènes, en quelque sorte mot pour mot. C'est là, comme je le disais, un phénomène propre au tempérament du sujet, à ses habitudes d'esprit, à sa manière d'être et à son milieu social. Ce sont donc des réactions purement individuelles et qu'il ne faut pas espérer renouveler toutes similaires chez des sujets différents. Ne savons-nous pas tous qu'une impression gustative, odorante, développe dans notre sensorium des idées différentes en rapport avec notre façon de sentir et avec les différentes agglomérations de souvenirs groupés autour de cette impression première, et que les goûts des uns ne sont pas les goûts des autres ?

Tant que le sujet est en scène, qu'il parle, qu'il récite un rôle, qu'il chante, il continue son rôle avec le même entrain, sans interruption. C'est le tube incitateur qui l'actionne et le maintient en situation comme un véritable aimant qui soutient les particules de limaille de fer agglomérées dans sa sphère d'action. La substance stimulatrice incluse dans le tube est le souffle qui lui donne la vie, qui le fait vivre passagèrement d'une vie factice et collatérale à la vie réelle, et suscite à distance les impressions les plus surprenantes et les plus imprévues.

Vient-on, en effet, à interrompre subitement le courant d'incitation qui va du tube au sujet, vient-on à éloigner tout d'un coup le tube stimulateur; un changement subit et profond s'opère incontinent dans l'état général du sujet. Vous le voyez alors, s'il marche, s'arrêter sur place; s'il parle, devenir silencieux; s'il exprime une phrase musicale, interrompre son chant; et en même temps il devient hésitant, incertain, il ne sait plus s'il doit avancer ou reculer, il est titubant, il balbutie des mots sans suite, et si vous n'y prenez garde, si vous n'avez pas la précaution de le soutenir et de l'entourer de vos bras, vous le voyez alors tomber soudainement à terre, foudroyé en quelque sorte, comme un corps suspendu en l'air à l'aide d'un fil qu'on coupe subitement, comme un impotent auquel on enlève tout à coup ses béquilles.

Au point de vue des processus hypnotiques, il s'agit là d'un phénomène naturel en évolution, copié sur la marche ordinaire que nous avons indiquée. Le sujet est ici, par la privation de la substance stimulatrice, retombé en période de léthargie comme dans le cas indiqué précédemment, alors que, par l'action d'un objet brillant qui le maintient ou l'excite, on supprime cette excitation si l'on vient à éloigner tout d'un coup cet objet. Ce sont des phénomènes similaires qu'il est bon de rapprocher. Maintenant, une fois ces phénomènes connus, au lieu de pousser les choses jusqu'à la limite extrême, jusqu'à la chute à terre, on peut, en s'arrêtant à temps, constater encore des phénomènes des plus intéressants qui démontrent, d'une façon aussi péremptoire que possible, l'action toute-puissante que possède le tube chargé pour activer ou ralentir (comme cela se passe pour un courant) les manifestations de l'activité intellectuelle et psychique du sujet en expérience.

Alors, en effet, que l'on a retiré le tube, que le sujet est incertain, muet, hésitant, rapprochez de lui le tube, vous lui redonnez la parole et l'équilibre; et bien plus, il continue son rôle et reprend la phrase de son discours là où elle avait été interrompue.

Bien plus, lorsqu'il est très en train, et qu'il a repris la direction de ses idées et de ses gestes, éloignez peu à peu le tube de sa personne et vous verrez que l'état de surexcitabilité des régions émotives est arrivé à un tel degré, qu'à un et deux mètres de distance le sujet est encore actionné par les irradiations stimulatrices et qu'il reçoit d'elles la force qui le soutient et le met en action.

Ces oscillations du sujet, qui suivent ainsi à distance les stimulations vivifiantes irradiées du tube, s'opèrent donc d'une façon régulière et fatale, comme s'il s'agissait d'une véritable force électro-magnétique actionnant un mécanisme. Et ce n'est pas un spectacle des moins curieux à noter dans ces circonstances, que de voir avec quelle indifférence le sujet subit ces alternatives de hausse et de baisse dans sa vitalité intime, et combien tantôt il s'arrête aisément, tantôt se remet en marche avec une passivité complète, sans la moindre trace de contrariété, d'émotion ou de souffrance.

Ce phénomène de la révocation des activités nerveuses, chez un sujet frappé d'immobilité temporaire par la soustraction subite du tube stimulateur, se présente dans certaines expériences avec une expression encore beaucoup plus surprenante et tout à fait imprévue. Ce n'est plus, dans certains cas, à la distance d'un mètre ou deux, que la radiation stimulatrice agit pour actionner le sujet, c'est dans des conditions toutes spéciales, qui rappellent l'emploi du fluide électrique que l'on met en œuvre pour électriser plusieurs personnes à la fois, qui forment la chaîne et servent de conducteur entre le sujet que l'on veut électriser et celui qui dirige le courant.

Dans les expériences dont je parle, l'état d'hyperexcitabilité du sujet est tel, à l'action du tube stimulateur, que cette action se fait sentir, pour lui, à travers le corps d'une personne interposée. Je place, en effet, une main sur son épaule, et, de l'autre, je tiens la main d'un aide qui, de sa main libre, tient le tube. La chaîne est constituée, et l'on voit alors le sujet, qui était resté silencieux et titubant, reprendre son débit, redevenu sensible à l'action stimulatrice qui lui donne, à travers mon corps et celui de mon aide, le mouvement et la parole.

Lorsque, suivant l'état des forces du sujet et l'intensité des réactions auxquelles il s'est prêté, on juge que les expériences ont suffisamment duré, on l'achemine successivement, par étapes, vers le réveil, en ayant bien soin, quand il s'agit de substances stimulatrices employées comme agent d'excitation, de laisser les processus de retour s'opérer d'eux-mêmes, afin que l'action propre à la substance employée soit complètement éteinte. On s'assure de ce fait, ainsi que je l'ai signalé, lorsque le sujet est revenu spontanément à la période de léthargie de retour et que l'hyperexcitabilité neuro-musculaire a repris son énergie dans les régions anti-brachiales.

Ceci fait et constaté, on procède au réveil du sujet en suivant les procédés habituels. On développe l'état cataleptique par l'ouverture des paupières, puis l'état de somnambulisme lucide par une légère friction sur le vertex ou la région frontale. Et enfin, pour obtenir le réveil complet, on souffle directement sur les yeux ouverts du sujet, tantôt d'une façon très légère, tantôt d'une façon accentuée et répétée.

Le réveil, lorsque les sujets sont lourds et peu impressionnables, est souvent long à se développer d'une façon complète, mais, la plupart du temps, il est rapide; les sujets se frottent les yeux, font une longue inspiration, reprennent rapidement la connaissance du milieu ambiant, et sont tout surpris de voir des assistants autour d'eux; ils n'ont aucune notion de ce qu'ils ont dit et fait.

Et quand on les voit ainsi reprendre pied dans la vie réelle, et ne conservant aucun souvenir de ce qu'ils ont dit et fait, on ne peut s'empêcher de réfléchir aux conséquences graves de ces études nouvelles de psychologie expérimentale, qui ne sont qu'un chapitre de l'hypnotisme, dans les actes de la vie sociale.

Il ne s'agit pas seulement de la question de ces suggestions invraisemblables qui, éclatant après quinze, vingt jours, plusieurs mois même d'incubation, en vertu des forces aveugles auxquelles elles obéissent, enlèvent au patient toute part de responsabilité, mais bien d'un ordre tout nouveau de questions médico-légales qui, à propos de l'action à distance des subtances médicamenteuses et toxiques, vient s'imposer à l'attention des médecins légistes.

On peut donc, à l'aide de ces substances qui agissent d'une façon purement physique, produire des bouleversements profonds dans les grands rouages de ces machines organisées, suspendre les mouvements respiratoires, congestionner les centres nerveux (comparez les planches XIII et XIV avec la planche I), troubler l'innervation du cœur, provoquer, dans les centres moteurs, des réactions convulsives d'une foudroyante intensité. On peut, en un mot, côtoyer les frontières de la vie, et, si on n'y prend pas garde, encourir les responsabilités d'un cas d'homicide par imprudence.

Eh bien, ces expériences dont je viens de retracer les phases et les dangers, qui nous assure qu'à un moment donné elles ne puissent être dirigées par des mains coupables et qu'elles ne puissent ainsi ouvrir une nouvelle série de crimes silencieux qu'on ne pourra poursuivre faute de preuves? Où seront, en effet, dans ce cas, les preuves de l'action criminelle? Où sera la démonstration de l'empoisonnement, par exemple en présence d'un agent toxique qui a passé à travers l'organisme et qui n'a pas laissé de traces appréciables?

Ce sont là des problèmes de médecine légale d'un intérêt très puissant et qui sont destinés, tôt ou tard, à captiver l'attention des criminalistes et des médécins.

Nous nous trouvons donc fatalement amenés en présence d'une situation des plus délicates et des plus difficiles à accepter, celle qui résulte de l'imposition d'une idée nouvelle qui germe et développe autour d'elle les conséquences dont elle est chargée.

Mais que faire en présence de toutes ces questions multiples qui surgissent des pratiques de l'hypnotisme? Comment empêcher la diffusion incoercible de ces études nouvelles qui captivent d'autant plus les esprits qu'elles présentent en elles une dose d'inconnu, attraction irrésistible pour les curieux?

A mon avis, il n'y a rien à faire pour endiguer le courant. Il faut se souvenir que, dans l'évolution des choses humaines, si, à côté du bien qui se fait, il y a le mal qui le suit comme une ombre, d'un autre côté, à côté du mal qui se développe, il y a souvent des compensations heureuses qui le font plus aisément supporter; et, tout en tenant compte des inquiétudes nouvelles avec lesquelles nous devons vivre dorénavant, peut-être pourrions-nous avoir la satisfaction de trouver, dans l'application des méthodes nouvelles agissant à distance sur le système nerveux, des agents d'un ordre spécial, aptes à modifier son action, à exciter certaines régions torpides et à rétablir ainsi cet équilibre si précieux des actions nerveuses. C'est là évidemment le but louable de tous les efforts tentés, dans cette direction, par les médecins qui cherchent à enrichir l'art de guérir de procédés nouveaux, et à diminuer d'autant le domaine si vaste de la désespérance et de l'incurabilité.

CHAPITRE V

DE LA SOLLICITATION DES RÉGIONS ÉMOTIVES PAR L'ACTION DE VERRES DIVERSEMENT COLORÉS

Il est curieux de constater que ces mêmes régions émotives que nous avons vues précédemment entrer en action sous l'influence de substances variées sont encore susceptibles d'être mises en branle sous l'incitation de vibrations lumineuses, et de se révéler par des réactions variées, suivant la couleur des verres colorés qui viennent les solliciter.

Dans cet ordre d'idées, j'ai disposé les expériences de deux façons différentes :

Dans la première série de faits, les sujets étaient placés dans une chambre noire, écairée par une lampe en forme de lanterne magique. Cette lampe portait un appareil condensateur muni de verres diversement colorés destinés à projeter le foyer lumineux sur le sujet.

Dans la seconde série de faits, j'opérai en plein jour, en me contentant de présenter au sujet des boules de verre diversement colorées et du volume d'une petite pomme d'api.

Les expériences ont porté sur douze sujets, et j'ai constaté les phénomènes suivants :

Dans le premier ordre de faits, en agissant avec des verres colorés, les verres bleus ont déterminé presque constamment des sentiments d'appréhension, de tristesse, d'abbattement et de répulsion violente; le sujet se reculait en détournant les yeux.

Les rayons rouges ont déterminé des sentiments de gaîté, de satisfaction; le sujet s'approchait du foyer lumineux et le fixait avec plaisir.

Les rayons jaunes ont presque toujours provoqué des sensations brusques d'attraction et de vive satisfaction, c'était de l'expansion à un très haut degré.

Les nuances violette et verte intermédiaires ont déterminé des réactions variables suivant la sensibilité des sujets, et suivant que dans ces deux couleurs composées le sujet était plus sensible à l'une ou à l'autre des composantes.

Dans presque tous les cas, les sujets étaient en somnambulisme et exprimaient par la parole les impressions de satisfaction ou de répulsion dont ils étaient animés.

Avec la lumière blanche diffuse produite par un verre dépoli, les sujets sont presque constamment passés en catalepsie franche et y sont demeurés dans les attitudes communiquées.

L'action des petites boules colorées a présenté d'emblée des résultats identiques.

Les boules bleues ont presque constamment (huit fois sur douze) déterminé des réactions répulsives. Le sujet étant en léthargie, on présente inopinément devant lui une boule bleue, par exemple; immédiatement il ouvre les yeux, les détourne et cherche à fuir avec un geste d'effroi.

La boule rouge amène des impressions gaies, le sourire et l'attraction. Le sujet s'empare de la boule, la manie avec satisfaction et ne veut pas s'en dessaisir.

La boule jaune sollicite presque toujours des

réactions de joie du même ordre, seulement elles sont beaucoup plus intenses, le sujet s'empare de la boule et ne veut plus s'en dessaisir.

Le phénomène devient encore plus étonnant lorsqu'on présente au sujet une boule jaune d'un volume triple de celui de la précédente ; aussitôt il lâche la petite boule et s'empare de la grosse avec ses deux mains en témoignant une profonde jubilation : il rit, il s'exclame, il est joyeux de voir les figures environnantes réfléchies sur ce globe lumineux, et reste un temps considérable en contemplation et dans un état continu de satisfaction.

Dans cet ordre de recherches, j'ai pu incidemment déterminer, à l'aide d'une paire de lunettes portant un verre bleu à gauche et un verre jaune ou rouge à droite, la couleur des émotions unilatérales des hémi-émotions. Ainsi, chez un sujet, l'émotion répulsive produite par le verre bleu étant la plus forte, j'ai vu survenir chez lui la répulsion et en même temps la contraction du bras d'un côté ; en même temps que le côté de la face était orienté d'une façon triste, le côté gauche de la face offrait un aspect sinon souriant, du moins calme. Eh bien ! cette contraction du bras qui était le signe objectif caractéristique de l'état émotif produit dans le sensorium par le verre bleu, je pus opérer son transfert de la façon suivante : je changeai la place occupée par le verre bleu en retournant la lunette. Au lieu que ce fût l'œil gauche qui fût éclairé en bleu comme précédemment, ce fut l'œil droit, et alors la contraction unilatérale du bras qui traduisait l'état d'un seul hémisphère passa de l'autre côté, par le fait de l'excitation unilatérale de l'autre lobe cérébral.

C'est ainsi que, par ce procédé de l'action des verres colorés, on peut être pourvu d'un moyen d'action de plus à l'aide duquel on pourra peut-être opérer certains transferts de contraction ou d'autres états nerveux qui ont résisté aux aimants.

CHAPITRE VI

DU DÉDOUBLEMENT DES RÉGIONS ÉMOTIVES SOUS L'ACTION DE CERTAINES SUBSTANCES

La question si intéressante du dédoublement de la personnalité psychique a reçu encore, dans ces derniers temps, une nouvelle confirmation à l'aide de nouvelles expériences très significatives. J'ai pu en effet à l'aide de nouveaux procédés agir non plus sur la sphère des opérations purement intellectuelles comme je l'avais fait précédemment, mais bien sur les facultés émotives purement psychiques, et opérer ainsi une véritable scission de l'homme sensitif en deux moitiés, de façon que tout un côté du corps puisse être sollicité dans le sens de la gaîté et de l'expansion, l'autre côté demeurant affecté de sentiments contraires.

J'ai pu ainsi développer des mouvements de joie, d'expansion, de satisfaction du côté gauche, par exemple, et des mouvements de tristesse et d'aversion du côté droit ; et, chose remarquable, ces émotions contraires qui se répartissaient à gauche et à droite comme des forces antagonistes, avaient sur la ligne médiane du corps une ligne neutre sur laquelle cet antagonisme venait s'éteindre. Et l'on verra par le récit de l'expérience suivante qu'en interrogeant la sensibilité de cette ligne neutre, c'étaient des émotions de passivité, d'indifférence, de laisser faire, qui étaient surtout manifestées par le sujet.

Ces expériences si intéressantes ont été répétées sur huit sujets du sexe féminin, et jusqu'à présent elles m'ont donné des résultats concordants.

La première fois que j'opérai, il s'agissait d'une jeune femme de la campagne qui, venue à Paris au moment de l'Exposition, avait été prise d'accidents hystériques et conduite à l'hôpital dans mon service : elle était atteinte d'hystérie convulsive et fut mise en traitement à l'aide des miroirs rotatifs. — L'état de fascination se développa rapidement, et au bout de trois semaines les crises avaient diminué d'intensité et de fréquence. Il lui était néanmoins resté une sensibilité très vive aux actions hypnotiques ; et cette femme qui n'avait jamais été à Paris, qui n'avait jamais entendu parler de l'hypnotisme, ni des phases de l'hypnotisme, développait spontanément les différentes phases de l'hypnotisme à mesure que son état s'améliorait. C'est un exemple très précis qui nous montre la dérivation naturelle des états divers du grand hypnotisme succédant à l'état de fascination artificiellement développé.

Dans l'intention de voir si dans ces nouvelles conditions elle était apte à réagir comme toutes ses congénères en présence de substances médicamenteuses placées dans des tubes, je commençai vis-à-vis d'elle une série d'expériences. Je choisis au hasard un tube contenant 1 gramme de pilocarpine. C'était la première fois que j'expérimentais sur cette malade cette substance, et j'étais par ce fait même complètement ignorant de ce qui allait se passer. La malade étant placée en période de léthargie, le tube chargé fut mis au lieu d'élection, côté gauche du cou. L'action physique de la substance employée ne tarda pas à se manifester ; le sujet commença par accuser une sensation de chaleur, de malaise et d'étouffement. Au bout de quelques secondes, une action nouvelle apparut : ce fut le début de l'action purement psychique de la substance employée : à ce moment, en effet, la voix du sujet commença à exprimer une gamme de sentiments tendres ; ses paroles étaient adressées à un être imaginaire, à son prétendu peut-être qu'elle avait laissé au pays. « Viens, viens, disait-elle, rapproche-toi de moi, tu sais bien que je t'aime. » Et accompagnant ses sentiments du geste, elle joignait ses mains d'un ton suppliant, en même temps que sa figure s'épanouissait de plaisir.

Cela fait, je changeai le tube de côté, je le plaçai à droite sur la région homologue du cou, — alors changement inopiné de tableau.

L'action physique du médicament se fait jour tout d'abord : le sujet accuse des impressions inverses. « J'ai froid, dit-elle, je suis inondée de sueurs froides. » Puis son action psychique succède rapidement. S'adressant toujours au même être imaginaire : « Va-t'en, dit-elle, je te déteste, » et le geste fait avec ses mains exprime l'aversion et la répulsion ; elle cherche à fuir. L'émotion répulsive est aussi tranchée que l'émotion attractive précédemment signalée.

Ces mêmes réactions furent confirmées de la manière suivante pour établir que tout l'individu unilatéral était dans tout le côté apte à développer des émotions similaires. Ainsi le tube incitateur fut placé dans la main gauche, et au bout de quelques secondes les mêmes phases d'attraction, les mêmes gestes suppliants, les mêmes expressions de tendresse furent tour à tour mises en évidence. — Lorsque je replaçai le même tube dans la paume de la main droite, les mêmes manifestations répulsives, les mêmes gestes d'aversion signalés précédemment furent tour à tour provoqués.

Enfin pour compléter l'expérience le tube fut placé successivement à la face interne du pied gauche, puis à la face interne du pied droit, et les mêmes antithèses émotives d'attraction et de répulsion se répétèrent avec les mêmes caractères de netteté que nous avons précédemment signalés.

On peut donc tirer de cette expérience, qui a été répétée un grand nombre de fois chez le même sujet et chez des sujets différents, que les facultés émotives peuvent être isolément sollicitées — que les facultés d'expansion, de joie, d'entraînement, paraissent localisées dans une moitié du corps, et que les facultés inverses d'aversion, de répulsion, sont réparties dans l'autre moitié. Et s'il était permis de comparer ces forces mystérieuses, jusqu'ici si peu connues, on se laisserait volontiers aller à voir dans ces forces une équivalence du fluide positif et du fluide négatif répartis en deux pôles de l'économie. Ce sont là évidemment des faits dont l'interprétation est des plus délicates, et, sans nous aventurer dans des déductions oiseuses, nous nous contenterons seulement de les signaler à l'attention des observateurs, en citant encore comme complément les détails suivants.

En poursuivant cette étude étrange de la répartition dans le côté gauche et dans le côté droit de l'individu en expérience des forces émotives de nom contraire, je me suis demandé quelles pourraient être les réponses faites par la sollicitation des nerfs de la ligne médiane du corps, ligne neutre interposée entre les régions positives et les régions négatives.

La réponse du sujet fut tout à fait logique : le

tube étant en effet présenté au devant de la région sternale, il répondit invariablement : « Tout m'est égal, je veux et je ne veux pas; reste, pars si tu veux. » Et bien plus, au bout de quelques minutes, cette jeune femme vivement sollicitée et fortement émue de son embarras, balancée qu'elle était entre ses appétitions érotiques et le respect de sa chasteté, trouva la solution topique de sa situation et, soudainement heureuse d'avoir rencontré la solution qui doit la tirer d'embarras, elle s'écria tout d'un coup : « Oh ! je me marie ! »

Suivant les caractères, les habitudes des sujets, les réactions émotives présentent des manifestations plus ou moins intenses, plus ou moins accusées, mais en somme il n'en ressort pas moins ce fait acquis, indiscutable, quelque étrange qu'il soit, c'est qu'on peut, à l'aide d'expériences méthodiquement dirigées, agir sur les régions émotives du cerveau et solliciter à volonté des hallucinations de nature gaie ou triste, qui se révèlent par des gestes et des paroles expansives ou répulsives.

CHAPITRE VII

DE LA TRANSMISSION A DISTANCE DES ÉMOTIONS D'UN SUJET HYPNOTISÉ A UN AUTRE

Un des points les plus curieux que l'étude des phénomènes de l'hypnotisme m'a révélés dans ces derniers temps, c'est la possibilité de faire le transfert d'un sujet hypnotisé à un autre, non seulement des états hypnotiques variés qu'il traverse, mais encore des émotions expérimentales qui lui sont communiquées. Et c'est là encore un fait de psychologie bien curieux, puisqu'il nous permet d'agir ainsi à distance sur les régions émotives d'un sujet hypnotisé et de modifier à l'aide d'un partenaire sympathique les divers états de son émotivité.

Ces phénomènes, si extraordinaires qu'ils paraissent chez des sujets hypnotisés, ne sont en définitive que la répétition de phénomènes similaires que l'on retrouve à chaque pas dans le domaine de la neurologie. Tous les médecins d'asile savent que dans les quartiers d'aliénés, lorsqu'un sujet commence à s'exciter, une série de sujets sont pris successivement d'excitation concomitante, que dans les salles où il y a plusieurs hystériques, lorsque l'une d'elles est en attaque, ses compagnes sont plus ou moins impressionnées et prises d'attaques semblables. Il y a aussi dans ce domaine une véritable contagion d'émotions morbides.

Ainsi, je prends un sujet féminin A ; je le mets en léthargie. Je prends un autre sujet féminin B, et le mets pareillement en léthargie. Je les rapproche et établis le contact en plaçant une main de l'une sur le poignet de l'autre. Puis, je fais passer A en catalepsie, et immédiatement B ouvre les yeux et passe en catalepsie.

C'est alors qu'on voit se développer un phénomène étrange : le sujet B, qui est beaucoup plus entraîné, cherche à prendre le regard de son partenaire, — nous l'avons vu le rechercher par des mouvements successifs de la tête restée fixée sur ses yeux, — l'autre en faisant autant, — et au bout de quelques minutes ces deux sujets, fascinés par le regard l'un de l'autre, retombent en léthargie. Je recommençai l'expérience, et le sujet A, ayant été rapidement amené à l'état de somnambulisme, le sujet B arriva, moitié surpris, dans le même état, et commença avec son partenaire une conversation, l'interrogea sur sa situation sociale, son nom, ses occupations, ses sentiments intimes.

Dans ces conditions, les deux sujets étaient encore rapprochés, et on pouvait croire qu'ils pouvaient se guider par la vue dans la succession des diverses phases de l'hypnotisme qu'ils avaient suivies parallèlement.

Je les isolai ; je les mis dos à dos à 6 mètres de distance, et alors je procédai de la même façon. Les deux sujets étant tout d'abord placés en léthargie bien constatée de part et d'autre, je mis tout d'abord B en catalepsie. A instantanément passa en catalepsie. Je fis passer ensuite B en somnambulisme, et A suivit immédiatement. Les réactions du second sujet furent toujours presque instantanées. La présence seule d'un écran de carton d'un demi-centimètre d'épaisseur apporta un certain ralentissement dans l'apparition des phénomènes.

Bien plus, en poursuivant la série des mêmes phénomènes, je fis le réveil de B en lui soufflant dans les yeux, et A se réveilla instantanément, manifestant son étonnement de se trouver réveillée spontanément sans que personne fût devant elle à lui souffler dans les yeux.

Ces phénomènes ayant été enregistrés avec soin, je passai à une nouvelle série d'expériences dont la netteté a été parfaitement démontrée.

Sachant par expériences préalables que les sujets A et B avaient l'un et l'autre les mêmes antipathies pour les boules de verres colorés en bleu et les mêmes attractions pour les boules de verres jaunes, après les avoir mis comme précédemment en léthargie, le dos tourné, à six mètres de distance, je présente inopinément à A une boule bleue. Vive répulsion soudaine. A l'instant même, le même état émotif se transmet à distance sur B qui atteste, par ses regards irrités, ses gestes répulsifs, sa figure contractée, l'émotion profonde qui la traverse en ce moment.

Ceci étant bien constaté, je change immédiatement la boule bleue et je présente à A la boule jaune. Changement immédiat dans la physionomie et les attitudes. Elle se précipite silencieuse sur la boule, s'en empare avec joie, et du même coup B se met à l'unisson; son regard, sa physionomie, ses attitudes changent du tout au tout: elle devient gaie, souriante, sans alléguer aucun motif.

Je fais passer l'une en somnambulisme, l'autre suit, et alors elles vont à l'encontre l'une de l'autre et entament une conversation au sujet des choses ravissantes que la boule jaune fait scintiller à leurs yeux et des images environnantes qu'elles voient s'y réfléchir. Le réveil de l'une détermine le réveil de l'autre, et on assiste avec surprise à ce phénomène que ces deux sujets féminins qui, au début de l'expérience, s'étaient dévisagés avec une expression de méfiance et d'antipathie réciproques, se sont séparés après l'expérience en plein accord, et reliés par des sentiment très sympathiques manifestés de part et d'autre.

La transmission sympathique des états émotifs d'un sujet à un autre étant constatée, il y avait à se demander comme conséquence naturelle si les états spéciaux provoqués chez un sujet par l'action du cognac, de l'eau, de la valériane, etc., n'étaient pas aptes aussi à se répercuter d'un sujet à un autre et à déterminer sympathiquement à distance des actions similaires.

J'ai donc institué des expériences dans cette direction, et je suis à même de dire que mes suppositions ont été pleinement confirmées. J'ai pu, par exemple, déterminer chez un sujet les symptômes somatiques de l'ivresse, avec titubation et tremblement de la parole, hébétude mentale et impossibilité de la station, et voir chez le sujet T, placé le dos tourné, les mêmes manifestations se produire. Les réactions si caractéristiques de la valériane ont été, de part et d'autre, répétées d'une façon identique.

Ces expériences délicates, que j'ai répétées à plusieurs reprises sur des sujets différents, ne me donnent aucun doute sur la réalité. Elles mettent une fois de plus en évidence ce phénomène capital, l'hyperexcitabilité des régions émotives chez les hypnotisés et les aptitudes à être sollicités par des incitations infinitésimales qui échappent à nos sens.

En présence de ces phénomènes si étranges, on se demande avec étonnement comment ces états psychiques que l'on développe expérimentalement chez un sujet donné peuvent se transmettre à distance à un autre sujet conjugué, qui ne voit pas ce qui se passe et subit sans s'en douter les sympathiques incitations qui lui sont silencieusement transmises par son partenaire. Il y a encore là un champ d'études nouvelles à parcourir et qui est vraisemblablement destiné à être fécond en surprises.

CHAPITRE VIII

DÉDUCTIONS THÉRAPEUTIQUES

Le récit des expériences dont on va trouver le détail rapporté plus loin met en valeur une série de phénomènes inattendus au point de vue thérapeutique, et qui conduisent à considérer l'action intime des médicaments sous un jour tout nouveau.

Chez les sujets hypnotiques, les diverses substances employées paraissent agir d'une façon dynamique sur le système nerveux, et pour s'en convaincre, il est bon de comparer les phénomènes observés avec ceux qui se développent lorsqu'on met le sujet hypnotique, par exemple, en présence d'un aimant.

1° Ces expériences démontrent qu'il y a une

série de substances qui ont une action toute spéciale sur les régions émotives de l'être humain, et que chaque touche de l'émotivité peut être aussi mise en vibration par un corps spécial. C'est ainsi que les émotions successives de la terreur profonde, de l'aversion, de la menace, peuvent être successivement sollicitées; c'est ainsi que les émotions inverses de gaîté, de langueur douce, d'abandon voluptueux, peuvent, à la volonté de l'expérimentateur, être mises isolément en activité, c'est ainsi même que l'on peut provoquer les états émotifs insolites qui ne correspondent à aucun sentiment humain habituel et qui représentent un caractère d'étrangeté tout à fait inconnu (planche V).

On est donc amené à dire qu'il peut y avoir un chapitre tout nouveau à insérer dans la thérapeutique et qui s'adresse spécialement aux régions psychiques émotives.

2° Ces expériences mettent encore en relief, d'une façon très caractéristique, le dédoublement des aptitudes émotives chez les sujets hypnotiques. Chez des sujets, en effet, qui sont la plupart du temps hémianesthésiques, l'émotivité est dédoublée et, si on interroge isolément le côté gauche et le côté droit, on détermine isolément soit des phénomènes de gaîté, soit des phénomènes de tristesse (planches XI et X, XVII et XVIII).

D'un autre côté, les plexus sensoriels participent isolément au même dédoublement. La même substance présentée devant l'oreille droite et devant l'oreille gauche, devant l'œil droit et gauche, devant la narine, etc., détermine des réactions dissemblables de répulsion et d'attraction. Le dédoublement expérimental de la personnalité, au point de vue émotif et sensoriel, est ainsi rendu très manifestement apparent. Ce sont là des faits réels, vérifiés un grand nombre de fois et dont il est bon de tenir compte.

3° Dans cet ordre d'idées, il y a encore une série de phénomènes du plus haut intérêt à noter, et qui donnent à ces expériences un caractère d'authenticité indiscutable. C'est l'action toute spéciale que certaines substances exercent sur les phénomènes intimes de la circulation et ceux de la vie végétative en particulier. Et j'insiste surtout sur ceux que j'ai déterminés : les troubles circulatoires qui se sont produits du côté de la région thyroïdienne à l'aide de différentes subtances (planches V, XXI et XXIII). Dans ces circonstances, le tube promené sur les régions latérales du cou déterminait la turgescence de la face, du pavillon de l'oreille, l'accélération du cœur, et indiquait par conséquent un trouble de l'innervation sympathique. J'ai pu déterminer, à l'aide de la poudre d'ipéca, l'état nauséeux suivi de vomissements (planche VII). D'autres substances, appliquées au niveau du ventre, ont déterminé des évacuations. Avec la spartéine, j'ai vu apparaître la suspension progressive des mouvements inspiratoires avec du cornage et des troubles de l'innervation du cœur. Cette participation de l'innervation viscérale à l'action des diverses substances successivement présentées donnent aux expériences un caractère de sincérité complet, car jusqu'ici il n'est pas reconnu possible qu'un individu, dans un intérêt de simulation, puisse parvenir à gonfler instanément son corps thyroïde, à produire des arrêts du cœur avec cornage, et à déterminer en lui-même une perturbation profonde de son organisme au point d'arriver à un danger de mort.

4° L'action des substances odorantes sur la sensibilité, si négligée jusqu'à présent, acquiert encore une importance nouvelle qui démontre l'action perturbatrice profonde que ces substances excercent sur le système nerveux. Le sujet en état d'hypnotisme devient un véritable appareil d'une sensibilité exquise, c'est un véritable réactif d'une finesse extrême, qui se met en branle à propos des infinitésimales vibrations du milieu ambiant.

C'est grâce à cette propriété d'hyperesthésie sensitive extrême qu'on peut se rendre compte de l'action des substances odorantes et des troubles profonds qu'elles sont susceptibes de produire dans leur système nerveux. Tout le monde sait combien, à l'état normal, certaines personnes, surtout les femmes, sont susceptibles d'être impressionnées par les substances odorantes, et que ces subtances plus ou moins troublantes sont aptes à éveiller certains appétits sensuels. Chez les sujets hypnotiques, on peut voir (planches II, III, IV, V) combien l'essence de thym, en particulier, est apte à solliciter de différentes manières les régions émotives. Un grand nombre d'autres essences que j'ai expérimentées successivement, et en particulier celles que l'on emploie ordinairement pour sa toilette journalière, l'eau de Cologne, l'eau-de-vie de lavande ambrée, ont déterminé des réactions très intenses de spasmes et d'anxiété respiratoire. Des fragments de fleurs parfumées, d'héliotrope, de rose, de muguet, présentés devant les narines de sujets en période léthargique, ont déterminé des convulsions, de la stupeur et de l'agitation spasmodique.

Il y a donc à tenir grand compte, au point de vue de la thérapeutique du système nerveux, de ces influences profondes que peuvent exercer, sur sa sensibilité intime, certaines substances odorantes qui agissent sur les plexus olfactifs. Il y a encore à connaître l'action intime que peuvent exercer toutes les substances, odorantes aromatiques, ingurgitées et véhiculées dans le corps humain, sous forme de liqueurs variées, et on peut se demander si ces boissons, si recherchées des gourmets et si agréables au goût, ne sont pas — pour un certain nombre d'entre elles, telles que l'absinthe, le curaçao, l'anisette, les élixirs complexes — destinées, une fois passées dans le sang, à avoir une action perturbatrice sur les régions émotives de notre être, qu'elles influencent d'une certaine façon et dont elles peuvent ainsi modifier la manière d'être.

Il y a évidemment, dans cette direction, des études nouvelles à entreprendre, et à rechercher si l'action des substances odorantes, si négligée jusqu'ici, soit en aspirations, soit absorbées sous forme d'injections sous-cutanées ou sous forme de liqueurs aromatiques, ne serait pas destinée à jouer un rôle important dans la thérapeutique de certaines maladies nerveuses.

Toutes les expériences dont nous venons de faire le récit ne concernent, comme on le voit, que des sujets hypnotisés ; leur domaine d'action est donc limité à cet état spécial de l'organisme, état exceptionnel et transitoire que l'on ne rencontrera jusqu'à présent que dans un petit nombre de cas très limité.

Il est bon néanmoins d'en tenir compte et de les enregistrer avec soin, car, à l'heure actuelle, nous ne savons pas encore s'il ne sera pas possible, à l'aide de procédés encore inconnus, de généraliser les pratiques de l'hypnose, et de mettre ainsi un grand nombre de sujets hypnotiques latents dans des conditions nouvelles de réceptivité, pour devenir impressionnables aux pratiques de cette nouvelle méthode de thérapeutique.

Jusqu'à présent les résultats de mon expérience personnelle, au point de vue du traitement des maladies nerveuses à l'aide des substances médicamenteuses à distance, ne sont pas encore nombreux. Ils se résument réellement à deux cas, suffisamment bien observés et suivis pour me permettre de dire que j'ai obtenu des résultats précis et nettement imputables aux procédés de la thérapeutique nouvelle mise en œuvre.

Il s'agit de deux jeunes sujets hystéro-épileptiques, que j'ai eus dans mon service à la Salpêtrière pendant près de cinq années, Esther et Marie, et que j'avais soumis sans résultats satisfaisants à tous les procédés usuels de la thérapeutique sans obtenir de succès durables.

Elles étaient toutes deux atteintes, depuis plusieurs années, de violentes convulsions hystéro-épileptiques, qui avaient nécessité un séjour prolongé dans nos salles. Nous reconnûmes qu'elles étaient hypnotisables. Les crises revenaient une ou deux fois par semaine, avec convulsions très intenses s'accompagnant des désordres de la grande hystérie.

L'intensité et la fréquence des crises étaient la

caractéristique propre de l'état névropathique de ces jeunes sujets.

Je les soumis l'une et l'autre à l'action des médicaments usuels, du bromure de potassium dans des tubes, à la dose de 1 gramme pour 10 grammes d'eau.

Cette pratique fut employée pendant plusieurs mois de suite, et je reconnus son efficacité d'une façon très significative.

Ces malades, plongées en sommeil hypnotique, étaient soumises régulièrement deux ou trois fois par semaine à l'action des tubes chargés. Pendant toute la période de ce traitement, chez l'une comme chez l'autre, les crises allèrent en diminuant de fréquence et d'intensité ; les crises, chez l'une, ne reparurent plus que tous les mois, et presque constamment atténuées comme durée.

Il est arrivé fréquemment qu'elles étaient reprises par leurs familles pendant la belle saison. Le traitement était alors forcément interrompu. J'ai pu constater que les attaques reparaissaient alors avec une grande intensité et une fréquence plus grande. Elles venaient de nouveau à l'hôpital, d'elles-mêmes, réclamer la reprise du traitement.

Cette expérience de la reprise et de la suppression du traitement, avec la diminution et la réapparition des crises convulsives, a été répétée à plusieurs reprises, et les résultats se sont toujours vérifiés.

Je dois encore, à ce sujet, rapporter un fait étrange qui m'a vivement frappé : c'est que, à mesure que les crises hystéro-convulsives s'atténuaient chez ces deux malades, le passage de ces crises avortées à travers l'organisme se révélait par des phénomènes étranges, par une véritable transformation des phénomènes. — Il semblait que le mal s'était déplacé et avait occupé d'autres territoires du système nerveux. Loin d'avoir, en effet, des attaques violentes sous forme de décharges convulsives, les malades étaient prises d'accès extatiques. C'était principalement le matin que cela se montrait. Elles demeuraient horizontales, les yeux fixés au plafond, comme si elles voyaient des spectacles agréables. Elles demeuraient ainsi un quart d'heure ou vingt minutes dans cette attitude, puis sortaient spontanément de cet état visionnaire et reprenaient leurs habitudes ordinaires sans se soucier de la phase nouvelle qu'elles venaient de traverser.

Quelques mois plus tard, j'ai vu chez l'une d'elles les hallucinations extatiques disparaître et être remplacées par des troubles de la respiration, consistant en spasmes avec toux et expulsion de matières sanguinolentes. Ces troubles ont ultérieurement disparu, et la malade, après être restée quelques mois dans mon service, est sortie en bon état, et semble débarrassée (jusqu'à nouvel incident) des crises convulsives qui, pendant près de cinq ans, ont bouleversé son existence.

Un an après, la guérison ne s'est pas démentie, sauf une attaque survenue un soir de grand orage. Les crises convulsives ont complètement cessé.

Je n'ose dire que ce soit une guérison, mais c'est au moins un soulagement et une amélioration notable des troubles convulsifs.

Ce ne sont là que de simples indications qui nous font espérer de pouvoir trouver, dans ces moyens nouveaux d'influence sur le système nerveux, des ressources imprévues destinées à agir sur les courants nerveux et l'élément dynamique de certaines névroses.

Mais, je ne saurais trop le répéter en m'adressant à ceux qui se mettraient en route dans cette nouvelle direction, rien n'est plus facile que de se tromper dans l'interprétation de résultats qui sont d'une si grande complexite. C'est le cas de répéter plus que jamais ici : *Experientia fallax :* il faut itérativement vérifier les résultats acquis.

Je recommande encore d'une façon toute spéciale de n'agir qu'avec une extrême prudence dans l'emploi des substances actives. Ce n'est pas sans danger pour le sujet que l'on dirige ces expériences. On peut en effet, sans s'en douter, voir éclater des phénomènes d'une intensité extrême sous l'action de telle ou telle substance dont rien n'indique les énergies latentes. Et alors on voit se développer des troubles circulatoires rapides avec arrêt de la respiration et cyanose de la face (planche XIII). C'est une véritable asphyxie temporaire, qui se développe avec suspension de la respiration, des convulsions répétées et des états comateux profonds dont on a grand'peine à faire revenir les sujets. Qu'on le sache bien, tous ces troubles dynamiques imprévus pourraient, s'ils se prolongeaient, suspendre définitivement le jeu des grands ressorts de la vie organique, et mettre l'expérimentateur terrifié en présence d'un cas d'homicide par imprudence.

CHAPITRE IX

SUBSTANCES ET SUJETS EMPLOYÉS DANS NOS EXPÉRIENCES

Les expériences qui sont relatées dans cette dernière partie de notre travail constituent les éléments essentiels qui nous ont servi à édifier les propositions précédemment émises sur la méthode à suivre pour les conduire à bien, ainsi que les précautions à prendre pour solliciter d'une manière régulière les phénomènes émotifs en état d'hypnose.

Avant de faire un récit détaillé de ces expériences, il nous paraît indispensable d'insister sur deux points principaux : sur les conditions qui touchent aux substances employées et sur celles qui intéressent le sujet lui-même.

I. SUBSTANCES EMPLOYÉES

J'ai opéré, comme on peut le voir, sur un assez grand nombre de substances.

Ces substances sont :

Oxygène,
Hydrogène,
Acide carbonique,
Protoxyde d'azote,
Hydrogène carboné,
Arséniure d'hydrogène,
Oxygène ozonisé,
Acide sulfurique,
Fleur de soufre,
Chlorure de sodium,
Sulfate de cuivre,
Chloroforme médicinal,
Éther,
Chloral,
Tribromure alcalin,
Essence de térébenthine,
— de rose,
— de lavande,
— de menthe,
— de fenouil,
— d'anis,
— de serpolet,
— de thym,
— de thuya,
— d'absinthe,
Liqueur de fleur d'oranger,
— de curaçao,
Alcoolat de menthe,
Eau de Cologne,
Eau-de vie de lavande ambrée,
Alcool absolu,
Vin rouge,
Bière,
Ail,
Poivre,
Oignon cru,
Sucre,
Café,
Tabac,
Sulfate de spartéine,
Chlorhydrate de morphine,
Poudre de valériane,
Poudre d'ipéca,
Haschisch,
Laudanum,
Sirop de morphine,
Sultate d'atropine
Ergotine Yvon,
Pilocarpine,
Sulfate d'ésérine,
Fleur de muguet,
— d'héliotrope,
— de réséda,
Musc.

Dans l'exposition qui suit j'ai fait une certaine sélection et n'ai rapporté que les expériences qui présentaient des caractères assez précis.

Pour avoir tout d'abord une idée nette des résultats de l'emploi des substances à distance et éliminer certaines inconnues, j'ai dû, au préalable, me rendre compte de l'action que pouvait avoir chez les sujets hypnotiques le tube de verre lui-même, en tant que silicate de potasse, et l'eau en tant que protoxyde d'hydrogène et agent de dissolution des corps. Ces inconnues ayant été éliminées ainsi qu'il est dit plus loin, j'ai pu procéder avec plus de précision à l'emploi méthodique des différentes substances.

Les tubes employés étaient de petites eprouvettes ordinaires, scellées à la lampe une fois chargées des substances à essayer, et ne devant pas dépasser en général 8 à 10 centimètres pour éviter les brisements lorsque ces tubes sont appliqués dans le cou et que les sujets font des mouvements désordonnés. Les tubes munis d'un numéro d'ordre, étaient successivement placés à gauche et à droite : d'abord au niveau de la nuque. Les réactions ayant été notées, chaque tube était présenté successivement de chaque côté devant l'oreille, devant l'œil, la narine, la commissure labiale, la région thyroïdienne, la peau de l'avant-bras et de la main et quelquefois dans la région épigrastique et abdominale. Les substances employées doivent être servies à petite dose et principalement en solution, 1 gramme au 1/10, les doses trop fortes produisent des réactions perturbatrices et des convulsions violentes qui masquent les résultats.

Ainsi au début de mes expériences j'avais imprudemment mis le sujet en présence d'un ballon de capacité d'un litre et contenant de l'oxygène ; la réaction a été des plus violentes, accompagnée de mouvements de rotation à grande amplitude de la tête sur le cou, et tellement intenses que j'ai dû arrêter l'expérience. J'ai pu la reprendre plus tard en employant seulement une éprouvette de 8 centimètres cubes.

On verra, par la comparaison des détails insérés dans le journal de ces expériences :

1° Qu'un grand nombre de substances employées déterminent chez les sujets des réactions silencieuses. Le sujet étant en période de catalepsie ouvre les yeux, est pris de convulsions, fait des grimaces, sans proférer une parole — la strychnine, la morphine, le bromure de potassium, etc., sont dans ce cas. Un certain nombre d'autres substances, qui paraissent avoir une action élective sur les régions intellectuelles, déterminent une excitation plus vive et font passer le sujet en période de somnambulisme lucide. Il parle alors, fait des récits et entend les paroles qu'on lui adresse ;

2° Les réactions du côté gauche ou du côté droit sont dissemblables chez certains sujets dédoublés ;

3° Elles varient suivant la région d'application et par conséquent le même médicament paraît avoir des actions multiples ; ainsi l'ipéca présenté au niveau de la région thyroïdienne détermine le gonflement de cette région (planche XXIII), tandis que présenté au niveau de la région latérale gauche du cou il sollicite le vomissement (planche VII). La morphine offre la même série de phénomènes ; présentée au niveau de l'oreille droite elle détermine une physionomie de béatitude ; et au niveau de l'oreille gauche, une physionomie terrible (planches IX et X), tandis que l'action somnifère ne se révèle que par la présentation du tube au niveau de la nuque en arrière et à droite, ce qui semble démontrer que l'action spécifique de certains médicaments ne se révèle que sur un territoire isolé des divers plexus sensoriels.

4° Que ces réactions expérimentales de l'organisme se décomposent en une période ascendante, qui se maintient tant que le sujet est en présence du tube; une période d'état pendant laquelle le sujet reste chargé de l'action médicamenteuse, et une période de décours, dans laquelle le tube étant éloigné du sujet, l'action de la substance incitatrice s'use peu à peu, jusqu'au moment où le sujet entre en période de léthargie de retour. Dans la planche XI, le sujet qui a été soumis à la morphine est en plein sommeil morphinique, il repose doucement dans cette situation, et peu à peu, l'action de la morphine s'épuisant, il repasse dans la période de léthargie de retour (planche XII). Il a alors expurgé toute sa morphine et récupéré l'hyperexcitabilité neuro-musculaire qu'il n'avait pas dans la période précédente.

On peut donc dire que ces actions dynamiques, exercées par des substances presentées dans des tubes, ont une durée transitoire et qu'elles disparaissent sans laisser de trace. On comprend quelle importance ces phénomènes peuvent avoir au point de vue médico-légal, au point de vue des troubles profonds que l'on peut déterminer du côté de l'innervation du cœur ou des poumons (planches VI, XIII et XIV).

Relativement au sujet mis en expérience, étant donné que l'on soit suffisamment renseigné sur les conditions qui touchent à sa sincérité, il doit être placé dans les conditions de calme et de tranquillité parfaits, que j'ai précédemment indiquées, et mis en période de léthargie comme point de départ. Les caractères de l'état léthargique devenus actuellement classiques, depuis les indications si précises de M. Charcot, ayant été vérifiés, on applique le tube à expériences sans proférer un mot, au niveau de la nuque, en ayant soin au préalable de le munir d'un numéro ou d'un signe indicateur et on attend une ou deux minutes ce qui va se passer.

Le sujet principal, Esther, qui a servi à toutes ces recherches, est d'une sensibilité exquise et d'une impressionabilité toute spéciale.

C'est une jeune femme de vingt ans, dont on peut voir (planche I) la physionomie naturelle et calme. Dès l'âge de treize ans, elle venait à la Salpêtrière réclamer mes soins, et par conséquent il y a près de sept années que je l'ai suivie dans son existence, et que j'ai assisté à l'évolution des symptômes nerveux qu'elle a présentés.

Elle ne paraît pas avoir des antécédents héréditaires très nettement accusés ; elle appartient à une famille nombreuse, où il y a eu douze enfants, sept sont morts en bas âge, de convulsions ; ceux qui restent — l'aîné a vingt-huit ans, la plus jeune douze — paraissent bien portants au point de vue des accidents nerveux.

Quant à elle, elle n'a pas eu d'accident dans son enfance, comme la plupart de ses sœurs ; elle a été réglée à onze ans, et à l'âge de treize ans, à la suite d'une peur, elle a été prise d'une première attaque d'hystéro-épilepsie ; les attaques ont été très fréquentes et très intenses ; et comme elles étaient accompagnées de troubles cérébraux, on a été obligé de la placer à la Salpêtrière, dans le service de M. Legrand du Saulle ; après un séjour de quelques mois, le calme revint dans son esprit, et les convulsions étant devenues moins fréquentes, elle fut placée dans mon service à la Salpêtrière. A ce moment les attaques étaient très nettement hystéro-épileptiques, avec convulsions intenses, cris, vociférations, etc. Elles se répétaient trois ou quatre fois par semaine. Les moyens usuels de la thérapeutique, bromure, bains, piqûres de morphine, furent employés inutilement.

Ce n'est qu'en 1884, que je me décidai à avoir recours aux pratiques de l'hypnotisme qui, sous l'inspiration de mon éminent collègue de la Salpêtrière, M. Charcot, commençaient à se révéler par des résultats sérieux. Esther fut donc mise en traitement suivant les pratiques usitées audit hôpital, et elle devint bientôt un sujet impressionnable et très demonstratif. L'état général s'améliora et les attaques convulsives diminuèrent d'intensité et de fréquence. A plusieurs reprises elle quitta le service pour rejoindre sa famille et reprendre son état; elle revint à plusieurs reprises aussi soit à la Salpêtrière, soit à la Charité, chercher une amélioration sur laquelle elle comptait, et qui était toujours l'hypnotisation. Revenue à la suite de crises convulsives multiples, qui avaient notablement affaibli sa santé, je la reçus dans mon service à la Charité, il y a quatre ans, et c'est en présence de ces rechutes répétées, que j'eus l'idée de faire l'essai sur elle de cette méthode nouvelle, que MM. Bourru et Burot venaient d'indiquer.

Au point de vue de la thérapeutique, il est curieux de noter que ces expériences de l'action des medicaments à distance ont été faites sur Esther dans les premiers mois de l'année 1886, et que pendant tout ce temps elle a été soumise à une série de substances variées; je l'ai eue à cette époque dans mon service, en observation, et j'ai noté alors que ses attaques convulsives avaient complètement disparu depuis plus d'une année, et qu'avant de disparaître complètement elles s'étaient transformées peu à peu. Elles avaient changé de territoire nerveux, pour ainsi dire, et le mouvement impulsif au lieu de se révéler par des secousses convulsives du côté des muscles, se manifestait presque toutes les semaines par des lipothymies, des bâillements accompagnés de pâleur généralisée et d'écume sanguinolente à la bouche, avec hallucinations; peu à peu ses attaques transformées s'éteignirent, et la malade put quitter l'hôpital et jouir d'un état de santé qui depuis un an ne s'est pas démenti.

Au point de vue physique, Esther est une femme de petite taille, bien prise et de figure agréable; elle est très adroite de ses mains, et a été employée pendant un certain temps dans un atelier de typographie. La menstruation est régulière; on constate chez elle une anesthésie au niveau de la peau de l'avant-bras gauche. Il y a des phases de son existence dans lesquelles elle perd la vision des couleurs, elle ne distingue plus ni le rouge, ni le jaune, ni le bleu, tout lui paraît noir.

Au point de vue mental, elle est douée de cette intelligence pratique que l'on trouve chez les jeunes sujets, et en particulier chez certaines organisations parisiennes, livrées dès leur enfance à elles-mêmes et cherchant à trouver çà et là des moyens de gagner leur vie. Elle est gaie, vive et très secourable pour ses compagnes. C'est ainsi que sa nature essentiellement nerveuse l'a amenée à acquérir une expérience précoce des choses de la vie. Elle a été successivement : employée dans un atelier de typographie, danseuse dans un théâtre, puis chanteuse. Très curieuse par instinct, elle recherche avec grand intérêt les représentations théâtrales, et à ses moments perdus les séances des cours d'assises et toutes les choses d'actualité. Ces détails ne sont pas sans importance au point de vue de sa manière d'être dans l'expression des diverses scènes que son imagination, richement meublée, déroule d'elle-même sous l'action stimulatrice de certaines substances.

Il s'en faut de beaucoup que les autres sujets, que j'ai mis en présence des substances médicamenteuses à distance, aient présenté les mêmes aptitudes réactionnelles qu'Esther. Chez la plupart d'entre eux, je n'ai pu obtenir que des réactions purement somatiques, des mouvements associés, des contractures partielles, des émotions imparfaitement significatives, et très rarement j'ai pu arriver à faire parler ces sujets, et à leur faire développer une de ces petites scènes qu'Esther a créées spontanément et qui dérivent d'une richesse spéciale de son imagination. Chaque sujet a donc son coefficient personnel et ses aptitudes natives, et il faut bien être persuadé que dans la plupart des phénomènes expressifs on ne rencontrera que des dissemblances de sujet à sujet; c'est donc dans l'expression somatique que la concordance peut se rencontrer au point de vue de l'action à distance des médicaments.

Ainsi j'ai eu à ma disposition un autre sujet, la nommée Gabrielle (planche XXV), qui, alors qu'elle était dans mon service à la Charité, a présenté au point de vue somatique des réactions absolument concordantes avec celles qui viennent d'être exposées.

Cette jeune femme, qui était sujette à des attaques hystéro-épileptiques, a passé pareillement par la Salpêtrière, et elle était aussi hémianesthésique dédoublée et très régulière au point de vue de l'expression des différentes phases somatiques de l'hypnotisme.

Ainsi, mise en présence d'un tube contenant de l'eau, elle présenta des phénomènes de contracture de la face, de la bouche et du bras, seulement ses yeux restaient fermés (planche XXVI). Mise en présence d'un tube contenant du cognac, les symptômes d'une ivresse profonde se révélèrent rapidement (planche XXVIII), je pus ainsi développer le gonflement thyroïdien d'une manière très rapide (planche XXVII). Mais les choses en restaient là, et je ne pus arriver à provoquer chez elle la période de somnambulisme lucide avec loquacité. Peut-être n'est-ce là qu'un effet de développement incomplet, et il est permis de supposer qu'avec un entraînement prolongé on pourrait obtenir, chez ce sujet en particulier, des manifestations plus fines et plus délicates. Il faut se rappeler encore que la plupart des sujets au point de vue de l'innervation varient d'une façon incessante et qu'ils ont en quelque sorte chacun leur spécialité, que tel par exemple, qui réussira très bien une expérience, sera imparfait sur une autre et réciproquement, et que ces aptitudes diverses sont un élément fondamental avec lequel il faut compter dans les expériences que l'on entreprend.

CHAPITRE X

RÉCIT DES EXPÉRIENCES

SULFATE DE STRYCHNINE

— Solution au dixième. 10 grammes de la solution —

On constate, avant de commencer l'expérience, que le sujet, Esther, quoique bien portante, présente de l'hémianesthésie cutanée à gauche et de la cécité des couleurs.

Côté gauche. — Tube présenté au niveau de la nuque, au niveau du cou : malaise, grimace, souffrance, crispation des bras, poignets contracturés, les yeux s'ouvrent, regard sinistre dirigé à gauche, anxiété respiratoire, gonflement thyroïdien (planche XXI) rapide, rougeur de la face.

L'action prolongée du tube amène des secousses électriques dans le bras et dans la jambe correspondants, puis les muscles du tronc se raidissent et la malade toute contracturée se renverse en arrière et sort de la position assise qu'elle avait précédemment. La physionomie offre l'expression de la terreur (pl. XXIV).

Le tube est présenté successivement devant l'oreille, et détermine des secousses successives comme des décharges électriques dans tout le corps.

Devant l'œil correspondant, mêmes secousses.

Devant la narine correspondante, secousses saccadées de la tête.

Côté droit. — Expression de terreur; le sujet remue convulsivement les bras, sans contractures, tendance à déchirer ses vêtements.

Devant l'oreille (planche XXII) : le sujet semble écouter agréablement, sa figure est souriante.

Devant l'œil : expression désagréable, strabisme, impatience.

Devant la narine : mouvement d'aspiration comme pour renifler une substance agréable.

Devant la commissure labiale : dégoût, envie de vomir.

Devant le bras et l'avant-bras : sensation agréable, elle recherche le contact du tube, se frotte les mains avec plaisir.

Devant la région thyroïdienne : pâleur de la face et atténuation des mouvements respiratoires.

Bromure de potassium

— Eau 10 grammes — Kbr 5 grammes —

Côté gauche. — Figure fatiguée; le sujet se frotte les yeux, se plaint qu'elle ne voit pas et qu'elle perd la vue, elle tâtonne devant elle comme une personne qui n'y voit pas, les pupilles sont dilatées : 4 millimètres.

A l'oreille : le sujet semble écouter, puis à un moment donné, cherche à entendre et paraît devenue sourde, elle fait signe qu'elle ne voit plus ni n'entend plus.

A l'œil, le tube présenté amène une expression d'hilarité, le sujet y voit; à la narine, sensation d'amertume et répulsion.

A la commissure labiale : le sujet entr'ouvre la bouche pour mordiller le tube et puis serre les dents.

Au niveau du bras et de la jambe : paralysie flasque des deux membres.

Au niveau de la région thyroïdienne : accélération des mouvements respiratoires, mais pas de gonflement. Si on présente le tube sur la ligne médiane, la turgescence thyroïdienne se montre immédiatement.

Côté droit. — Tube présenté au niveau du cou, — petites secousses dans les bras et les épaules — hémiplégie flasque à droite — affaiblissement de tout le corps (planche VI). Les yeux hagards. Respiration anxieuse; bouche entr'ouverte, comme chez une personne dans un état d'accablement profond.

Devant l'oreille : secousses successives; regard terrifié.

Devant l'œil : occlusion des deux yeux.

Devant la narine : répulsion; sensation désagréable.

Devant le bras : hémiplégie flasque avec anesthésie.

Devant la région sous-hyoïdienne : accès de terreur avec bruit de cornage et de stertor.

SULFATE D'ATROPINE

— Au dixième —

Côté gauche. — Au bout de quelques minutes, le tube étant appliqué à la nuque, la main droite se ferme convulsivement et le bras devient raide.

De l'autre main le sujet défait sa chevelure, elle est agacée, ne peut rester en place, se lève et se rassied alternativement. Elle lève son poing d'un air menaçant et se recourbe ensuite en arc de cercle. Les pupilles mesurent 4 millimètres. Elle tombe dans un sommeil qui dure environ dix minutes.

Devant l'oreille : le sujet se parle à lui-même en disant des choses insignifiantes.

Devant l'œil, dont les paupières sont très dilatées : hallucinations terrifiantes.

Devant la narine : répulsion; elle répond d'un ton sec et impératif : « Jamais! jamais! »

Devant la commissure labiale, elle répond : « Oui! » d'une façon agréable.

Devant le bras et l'avant-bras, elle les retire avec répulsion.

Côté droit. — Gaîté expansive tout d'abord, le tube étant mis au niveau du cou, le sujet remue sur son siège élastique, en bondissant ; puis il est pris de petites secousses, tord les bras du fauteuil ; il devient absorbé, prend sa tête avec ses mains, et accuse une douleur céphalique très vive, se renverse en arrière et tombe dans un état d'abandon et de prostration intenses, les yeux convulsés en haut (planche XIV), avec apnée.

Devant l'oreille : sensation désagréable ; agitation.

Devant l'œil : tube présenté devant l'œil, à 5 centimètres, ainsi qu'il est marqué sur la planche XIV ; s'ouvre spontanément. L'œil gauche s'ouvre aussi à la suite et les pupilles arrivent à avoir une dilatation de 6 millimètres au lieu de 4 — qu'elles avaient auparavant, — on les voit directement se dilater.

Devant les narines : aucune réaction.

Devant la commissure labiale : la bouche reste entr'ouverte.

Région thyroïdienne : mouvements de déglutition et de vomiturition.

Envie d'uriner subite.

Après ces expériences, le sujet qui était frappé de cécité des couleurs, a pu récupérer la faculté de voir le rouge, le violet, le jaune et le bleu.

SULFATE DE SPARTÉINE

— 5 centigrammes pour : Eau 10 grammes —

Côté gauche. — L'application du tube au niveau de la région latérale gauche du cou produit presque instantanément des phénomènes de turgescence de la face d'une très grande intensité (planche XIII). La figure est rouge violacé, les yeux brillants et saillants, largement ouverts, les conjonctives violemment hyperémiées; un mouvement fluxionnaire au niveau de la tête se développe et se généralise rapidement, et en même temps les muscles des épaules et du cou deviennent raides et contracturés : les mouvements inspiratoires s'arrêtent et le sujet est quasi suffoqué, comme si on lui avait serré un lien autour du cou. La région thyroïdienne est considérablement augmentée, et en même temps les avant-bras sont raides et les mains fermées convulsivement. Ces phénomènes de congestion subite de toute la région céphalique ne permettent pas de prolonger l'expérience au delà d'une minute à peine. On enlève immédiatement le tube, et le sujet de lui-même retombe insensiblement en période léthargique.

Côté droit. — Les phénomènes sont moins rapides et moins tumultueux, le sujet ouvre les yeux, regarde en haut, sa figure est effrayée, les pupilles sont petites, les inspirations deviennent plus fréquentes et sont en harmonie avec l'effroi qui se peint sur la physionomie; le pouls s'élève à 100 pulsations par minute.

Devant l'oreille : effroi.

Devant l'œil droit, le tube fait fermer cet œil et l'autre; puis les yeux s'ouvrent de nouveau et on remarque qu'il y a strabisme.

Devant la narine : sensation désagréable.

Commissure labiale : la bouche s'ouvre toute grande et détermine un hoquet.

Région thyroïdienne : pas de gonflement ; accélération des mouvements respiratoires.

Le tube présenté même à la distance de 15 centimètres, au niveau de la région dorsale, détermine des contractures de l'épaule, des muscles du cou, et une inclinaison en avant.

CHLORHYDRATE DE MORPHINE

— Au dixième —

Côté gauche. — Tube placé au lieu d'élection, au cou, les yeux s'ouvrent — expression du regard, terreur — le sujet regarde à gauche et en bas, et semble en proie à des hallucinations terrifiantes ; les bras sont raidis. Les yeux sont largement ouverts et les muscles de la face convulsés (planche VIII).

Devant l'oreille : même état.

Devant l'œil : expression de satisfaction et de béatitude (planche IX).

Devant la narine : répulsion légère ; même chose devant la commissure labiale.

Devant la région thyroïdienne : léger gonflement.

Devant le bras gauche : secousses convulsives ; le tube étant tenu à la distance de 15 à 18 centimètres.

Côté droit. — Tube appliqué au niveau du cou ; quelques secousses convulsives.

Au niveau de l'œil : immédiatement regard menaçant ; le bras gauche est contracturé, le bras droit se contracte comme pour donner un vigoureux coup de poing ; la physionomie, l'attitude du sujet expriment une terreur profonde, en même temps qu'un sentiment de défense (planche X).

Devant la région du bras et de l'avant-bras, le tube détermine la raideur, le sujet le retire violemment comme s'il avait une sensation de brûlure.

On enlève le tube, et on assiste alors, dans la période descendante du processus morphinique en régression, à une série d'incidents très remarquables. Le sujet passe par les phases de terreurs et de satisfactions qui l'ont successivement ébranlé, et il arrive au moment où il défait ses cheveux et se met à dormir d'un véritable sommeil morphinique. Il est pris de démangeaisons multiples sur la peau des bras, des mains et des doigts; il s'appuie sur le fauteuil, incline légèrement la tête, se croise les mains, s'endort avec calme et un air de parfaite béatitude (planche XI). L'attitude est des plus naturelles et la coloration de la face tout à fait normale.

Et, chose très remarquable, qui était tout à fait imprévue, c'est que cette phase de sommeil, qui a l'air d'être une phase passive, est encore un phénomène actif qui entre comme effet de la morphine. Cela est si vrai que, si cette action sommifère du chlorhydrate de morphine qui agit sur le système nerveux vient à s'éteindre, on voit alors à ce sommeil spécial, passager, succéder le véritable sommeil de la période léthargique, qui insensiblement envahit l'individu, et sans qu'il s'en doute, sans qu'il ait prononcé une seule parole, arrive à le dominer. La planche XII exprime d'une façon très nette la nouvelle physionomie que prend le sujet, alors qu'il a passé de la période du sommeil morphinique à la période du sommeil léthargique.

Dans le premier cas les traits de la physionomie sont calmes, reposés, placides et l'hyperesthésie neuro-musculaire n'existe pas aux avant-bras. Dans le second cas la physionomie exprime une sorte d'état de souffrance vague, les traits de la face sont tirés, et si on interroge la peau de l'avant-bras, on constate que l'hyperesthésie neuro-musculaire caractéristique de la période léthargique est de retour.

Valériane

— 2 grammes — Extrait —

Côté gauche. — Le tube, appliqué à la nuque, à déterminé dans six expériences consécutives, et la dernière répétée à un an de distance, la scène intéressante suivante, par laquelle la malade commence par avoir une impulsion qui la pousse à gratter la terre. Il est curieux de noter que MM. Burot et Bourru ont enregistré les mêmes phénomènes chez un sujet soumis à l'action de la valériane [1]. Il est bon d'ajouter que les chats auxquels on donne

[1] Bourru et Burot, *La Suggestion mentale et l'action à distance de substances toxiques et médicamenteuses*, p. 61 et pl. 7, 8 et 9.

de la racine de valériane sont aussi portés à gratter la terre. Une fois en léthargie, le sujet, au bout de quelques minutes, après avoir fait quelques grimaces, commence par être pris d'un accès de tristesse et il arrive ainsi en période de somnambulisme lucide. L'impulsion à gratter la terre se révèle alors, il s'agenouille avec précaution, fait plusieurs signes de croix et se trouve dans un cimetière (planche XX). On le voit alors creuser la terre avec ses mains, simuler une exhumation, recueillir pieusement des ossements qu'il rencontre, en faire un monticule, y déposer les bagues qu'il porte au doigt, fixer une croix en se lamentant, puis après avoir donné un dernier coup d'œil au monticule qu'il a aggloméré, il se relève en ayant l'air d'avoir pris son parti et en disant : « On ne peut pas toujours se lamenter. » Et alors la joie et l'expansion se font jour, et c'est une tout autre attitude dans le geste et dans la physionomie qui se révèle. L'enlèvement du tube ramène à la léthargie.

Au niveau des bras, le tube amène une contracture croisée de la jambe gauche et du bras droit, la tête est inclinée à gauche.

Devant l'oreille, à une distance de 5 centimètres,

le sujet ouvre les yeux; regard menaçant, la tête se retourne en sens inverse.

Devant l'œil : les paupières ouvertes se ferment.

Devant la narine, reniflement considérable.

Devant la commissure labiale : expression de dégoût.

Côté droit. — Tube présenté au niveau de la nuque, la jambe gauche contracturée devient flasque ainsi que le bras droit également en contracture. En même temps yeux ouverts, regard mauvais; visage triste; tendance à pleurer, mâchonnement, menton froncé, contractures croisées du bras gauche et de la jambe droite.

Devant l'oreille : cessation des contractures; les yeux s'ouvrent; regard fixe.

Devant l'œil, à distance, les paupières se ferment.

Devant la narine : répulsion.

Devant la commissure labiale : la bouche s'ouvre pour croquer le tube.

Au niveau de la région lombaire : figure hilariante; le sujet remue ses jupes et a de la tendance à regarder à terre avant de s'agenouiller.

Au niveau du bras gauche, le tube développe une

sensation de brûlure. A droite, c'est une sensation agréable, le sujet retient le tube.

POUDRE D'IPÉCA

— 1 gramme 50 —

Côté gauche. — Tube placé devant la face, le sujet ouvre languissamment les yeux, son attitude exprime la lassitude et la prostration, il est envahi par des idées de suicide, il fait le signe de s'armer d'un révolver, de mettre le canon devant sa bouche, de faire partir le coup et de tomber mort.

Devant l'oreille, la menace des idées de suicide persiste, l'œil gauche seul est ouvert et la pupille énormément dilatée (7 à 8 millimètres) ; l'œil droit reste fermé.

Devant l'œil, la pupille se rétrécit à 4 millimètres et l'œil se ferme.

Devant la narine, rien d'appréciable.

Devant la commissure labiale : contracture grimaçante de la face d'un seul côté, expression de tristesse, état syncopal avec abattement, langueur qui fait craindre une lipothymie.

Le tube placé à la nuque, au lieu d'élection détermine une expression de dégoût avec expulsion des crachats, état nauséeux et secousses de vomissements (planche VII).

Côté droit. — Le tube placé au devant du cou détermine rapidement la bouffissure de la face avec vive rougeur comme si le sujet opérait un effort (planche XXIII). La région sous-maxillaire est turgescente : on détermine en même temps des bruits de cornage ; le gonflement du cou s'élève de 31 à 36 centimètres.

Le tube présenté devant l'oreille détermine des troubles de la respiration, le sujet devient haletant.

Devant l'œil, il se ferme et l'autre s'ouvre.

Devant la commissure labiale, elle demeure entr'ouverte.

Devant la peau des bras et des avant-bras, mouvements répulsifs des deux côtés.

Au creux de l'estomac, mouvements répétés d'inspiration et d'expiration alternante.

Au niveau de la région ombilicale, des borborygmes se développent instantanément dans le tube intestinal.

L'ipéca a une action différente sur le sujet en expérience, à gauche et à droite ; il agit d'une façon profonde sur l'innervation des voies respiratoires et sur le tube gastro-intestinal ; c'est une substance dangereuse.

Le réveil du sujet ne se fait que très lentement.

Essence de Thym

— 1 gramme —

Côté gauche. — Tube placé au lieu d'élection, à la nuque, le sujet a l'air endormi, se réveille peu à peu et sa physionomie est calme et tranquille ; ses regards sont dirigés vers la droite (planche III), puis il commence à se gratter, et si on enlève le tube il semble en proie à une démangeaison généralisée, il s'agite et semble poursuivi de l'idée de chercher des puces ; à un moment donné cette idée de puce, associée à une idée de démangeaison, l'amène à se figurer qu'il a trouvé une puce. Il tient l'insecte entre ses doigts et cherche à l'écraser (planche IV). A ce moment le sujet devient strabique. (Comparez avec la planche I.)

Le tube présenté devant l'oreille sollicite les mêmes démangeaisons, de même devant l'œil, de même devant la narine, il se gratte le nez, y introduit son doigt, de même au niveau de la commissure labiale, il introduit son doigt dans la bouche et se frotte les dents.

Côté droit. — Le tube présenté à la nuque, au lieu d'élection détermine immédiatement une expression d'angoisse et de terreur profonde (planche II). Contrairement à ce qui existait pour le côté gauche, le sujet alors regarde à droite, ses yeux sont largement ouverts, la bouche est entrebâillée comme pour proférer des cris, et en même temps les avant-bras sont contracturés. Si on enlève le tube, cet état de frayeur cesse ; et alors si on le présente devant l'oreille, la tête est inclinée dans sa direction ; devant les yeux, les paupières se ferment ; devant les narines, secousses avec répulsion, de même devant la commissure labiale.

Le tube présenté à 8 ou 10 centimètres devant la région thyroïdienne (planche V) présente nue réaction bien remarquable qui donne à la physionomie un aspect étrange. Le sujet se tient droit sur le fauteuil, ses paupières se dilatent largement et les yeux présentent un exorbitisme des plus caractéristiques, avec un regard étincelant ; en même temps le bas de la figure est calme, la bouche est fermée et présente un contraste des plus significatifs avec la planche II qui exprime d'une façon si correcte l'expression de la terreur profonde. On prolonge l'action du tube sur la région thyroïdienne, la face devient de plus en plus turgescente, cette région thyroïdienne se gonfle de plus en plus, et en la mesurant avec un fil en ce moment on trouve qu'elle a augmenté de volume de 6 centimètres par rapport à ce qu'elle était avant l'expérience. L'éloignement du tube amène à bref délai la déturgescence du corps thyroïde et de la face. Cette expérience doit être menée avec beaucoup de prudence pour ne pas déterminer de rupture vasculaire, tant la pression sanguine est considérable.

TEINTURE DE THUYA

— 2 grammes —

Le tube présenté successivement à droite et à gauche, au lieu d'élection, à la nuque, détermine des émotions dissemblables.

Côté gauche. — Placé à gauche, il determine des émotion agréables; le sujet regarde vers la droite, dans une direction donnée, et son regard est souriant, son attitude est relâchée.

Côté droit. — Si on met le tube de l'autre côté, immediatement il se lève en sursaut, ses regards se dirigent à droite, dans l'attitude de la menace et de la colère, les membres se mettent à l'unisson de l'émotion pour se dérober au danger qui le menace, les poings sont fermés comme pour se défendre.

Poivre

— 3 grammes —

Côté gauche. — Le tube présenté devant la joue à 5 ou 6 centimètres, détermine de l'hilarité (planche XVII).

Devant l'oreille, il incline la tête en souriant.

Devant l'œil, l'œil est attiré et il y a un léger strabisme.

La narine et la commissure labiale ne donnent pas de manifestation.

Côté droit. — (Planche XVIII). Le tube présenté à quelques centimètres au devant de la joue détermine une expression d'effarement de la face, les yeux sont grandement ouverts, dans une attitude craintive, la bouche est fermée et on remarque un contraste des plus saisissants avec la figure précédente.

Devant l'oreille, le tube sollicite une inclinaison de la tête de son côté.

Devant l'œil, une attraction, en même temps le le sujet se frotte les paupières.

Devant les narines aucune réaction.

Devant la commissure labiale, salivation et crachotements.

Devant les avant-bras, le tube détermine, à gauche, des mouvements de suffocation, et à droite des mouvements répulsifs.

Le tube est enlevé et, au fur et à mesure que le sujet entre dans la période de léthargie, on remarque qu'il se tâte le nez, qu'il se mouche comme s'il avait aspiré une substance irritante, puis il enlève sa jarretière et indique que dans cette région il sent des picotements.

Ail

— 2 gousses —

Côté gauche. — Au bout de quelques minutes, le sujet se détire comme en se réveillant, son regard est étonné, il fait des mouvements de dégustation, se frotte le nez, se frotte les lèvres, fait des grimaces et dit : « C'est bien mauvais. »

Devant l'oreille, se gratte, se redresse et dit :

« Cela me donne un mauvais goût dans la bouche » ; et ajoute : « Cela n'est pas bon. »

Devant l'œil, aucune réaction.

Devant la narine, il odore vaguement.

Devant la commissure labiale, sensation mauvaise.

Côté droit. — Le sujet fait quelques grimaces, bâille et commence à parler; il dit qu'il a faim, qu'il va faire sa cuisine, qu'il va acheter des fournitures avec des échalotes et une salade avec de l'ail.

Devant l'oreille : « Oh la, la! dit-il, c'est mauvais, ça pue l'ail! »

Devant l'œil, rien.

Devant la narine : « Ça sent fort, c'est mon goût d'ail qui me revient dans le nez. »

Devant la commissure labiale, happe le tube de verre et cherche à le sucer : « Je sens de la viande, je mange un gigot à l'ail », dit-il.

Au niveau de la région dorsale le tube provoque de l'hilarité ; le sujet se met à table et ses impressions au sujet de l'ail sont renversées : « La salade n'est plus bonne, et puis maintenant ça ne me dit rien, c'est un mauvais tour qu'on me fait de me dégoûter ainsi, moi qui m'apprêtais à me régaler. »

Au niveau de la région lombaire, la gaîté augmente et le sujet se met à chanter en se plaignant à ce moment de démangeaisons très intenses qu'elle accuse au niveau de la région pubienne.

OIGNON CRU

— 1 morceau —

Côté gauche. — Tube présenté dans le cou ; au bout de quelques minutes le sujet fait quelques sourires, se détend les membres comme s'il était fatigué, puis il fait quelques mouvements de la bouche comme pour happer, se frotte les yeux et dit : « Ça pique tout plein, on dirait du tabac. » Devant l'oreille, le tube détermine de l'hilarité, le sujet dit : « Ça ne me pique pas tant, » et s'applique le tube dans l'oreille.

Devant l'œil, ferme les deux yeux en disant : « On dirait que j'ai des aiguilles. »

Devant la narine, grimaces et dit : « Ça me pique le nez », éternue et se mouche.

Devant la commissure labiale : répulsion très nette.

Au niveau des avant-bras, mouvement de rotation et chatouillement agréable.

Côté droit. — Tube appliqué à la nuque, le sujet dit : « Ah ! ça va un peu mieux, je n'ai plus trop chaud, j'avais des aiguilles dans les yeux, je veux me lever, mais je suis bien lourde ; je ne peux lever la jambe droite ; » et le bras est envahi par la contracture.

Devant l'oreille, le tube à distance détermine de la répulsion, de la mauvaise humeur, une physionomie désagréable, en même temps le sujet devient sourd des deux oreilles et aphasique, il n'entend rien et ne peut parler, il fait signe qu'il veut parler avec ses mains.

On enlève le tube, la parole revient et le sujet dit : « C'est comme si j'avais été évanouie. »

Devant l'œil droit, il ferme les yeux et tombe dans un état de somnolence qui irait jusqu'au sommeil.

Devant les narines : « Je ne sens rien, absolument rien. »

Devant la commissure labiale, même réaction.

Le tube présenté au devant du cou, région thyroïdienne, rougeur instantanée de la face qui devient turgescente avec yeux brillants et exorbitisme.

Au devant du bras droit, sensation de picotements et de petites fourmis.

Au niveau de la région lombaire, endolorissement, sensation d'aiguilles implantées dans la région fessière.

A la région pubienne, sensation de picotements.

Petite fleur d'Héliotrope

— Dans un tube fermé —

Côté gauche. — Tube placé à la nuque ; le sujet silencieux, les yeux fermés, éprouve un état général de fatigue et de malaise.

Côté droit. — Tube placé au même endroit ; action terrifiante instantanée, avec crispation des mains en forme de griffes, des deux côtés ; les deux pieds sont contracturés ; la physionomie exprime une terreur profonde, les yeux sont très largement ouverts.

FEUILLES DE ROSE

— 3 ou 4 pétales de rose de Bengale —

Côté gauche. — Le tube placé à gauche détermine un état général pénible avec quelques secousses dans les épaules.

Côté droit. — A droite, aucune manifestation très nette.

ESSENCE DE TÉRÉBENTHINE

— 5 grammes —

Côté gauche. — Gaîté, sourire, sensation de démangeaisons, se gratte la tête ; en même temps le bras devient paralysé, la jambe est traînante, le sujet ne s'en doute pas.

Devant l'oreille, le sujet écoute attentivement, prend une physionomie extatique, se met à rire et dit : « Je veux bien. » Devant l'œil, sensation pénible, larmes.

Devant les narines : sensation agréable.

Devant la commissure labiale : sensation agréable, cherche à avaler le tube.

Côté droit. — Regard sombre. Le sujet voit son bras paralysé et fait des mouvements d'impatience ; il balbutie et avec le bras gauche fait signe qu'il ne peut plus parler, les pupilles sont considérablement dilatées.

Devant l'oreille, le tube détermine une sensation désagréable, répulsive ; il dit : « Non, non, je ne veux pas », et montre le poing menaçant.

Devant l'œil, sensation de brûlure et répulsion.

Devant la narine même sensation.

Devant le bras droit, sensation désagréable, et à gauche sensation agréable qui met le sujet en gaîté.

Vin rouge ordinaire

— 10 grammes —

Côté gauche. — Aspect de souffrance qui se change bientôt en un aspect de gaîté, puis la physionomie s'anime, les paupières s'ouvrent d'une façon démesurée, et le regard devient menaçant, effaré, le sujet avec sa main gauche se touche la face, se pince la peau au niveau du corsage : « Oh, dit-il, ça brûle, oh, c'est affreux ! » et en même temps on entend des borborygmes dans l'intestin.

Devant l'oreille gauche : elle prononce des paroles dans lesquelles elle s'accuse.

Devant l'œil : aucune réaction.

Devant la narine gauche : sensation agréable.

Côté droit. — La paupière s'abaisse, le sujet pleure et se plaint d'une vive douleur de tête qui l'abrutit.

Devant l'oreille : « Oh, ça va mieux », dit-il.

Devant la narine : « Ça fait mal, je n'en veux pas. »

Rien du côté des commissures.

L'expérience n'est pas poussée jusqu'à l'ébriété.

Alcool absolu

— 10 grammes —

Côté gauche. — Tube présenté au lieu d'élection, à la nuque ; action rapide qui détermine l'état somnambulique avec gaîté ; le sujet a des hallucinations et entend sa sœur qui chante, il demande à boire, il boit et chante, il se sent envahi par l'ivresse et dit : « Oh ! j'ai bu », et on constate en même temps une hémiplégie du bras droit, qui est flasque et immobile.

Devant l'oreille, la gaîté continue et le sujet chante encore.

Devant l'œil gauche, en parlant du tube : « Cela m'attire, dit-il, c'est quelque chose de doux. » Aspect de béatitude de sa physionomie.

Côté droit. — Phénomènes inverses, le sujet paraît mécontent, fait des menaces avec le poing, le bras droit est alors paralysé, le sujet s'en chagrine en disant : « C'est avec ça que je gagne ma vie. »

Devant l'œil, il s'éloigne en disant : « Oh ! non, ça ne va plus. »

Bière

— 10 grammes —

Côté gauche. — Tube placé à la nuque. Hallucinations visuelles, menaçantes, invectives de femmes qui la menacent.

Devant l'oreille : elle pardonne à la personne qui lui a fait du mal.

Devant l'œil : cécité subite : « Je ne vois plus, dit le sujet, qu'est-ce qu'il m'a mis dans l'œil ? » en parlant de la personne qui la poursuit, et ne s'en émeut pas davantage.

Devant le bras gauche sensation de chaleur.

Côté droit. — Expression différente de gaîté et d'entrain ; en parlant d'une de ses amies, elle dit : « Ah ! je l'aime bien, elle est très bonne pour moi. »

Devant l'oreille, même état de gaîté en parlant de la même personne qu'elle voit dans son hallucination : «Je lui pardonne, je ne suis pas méchante.»

Devant l'œil, cécité subite, et cette fois le sujet déplore son sort et se met à pleurer en fermant les paupières.

Le tube présenté devant les narines droite et gauche détermine de la répulsion.

Devant la bouche, le sujet cherche à le mordiller.

Devant la peau du bras gauche, sensation de chaleur, et devant la peau du bras droit, petite contraction musculaire.

Essence de Serpolet

— 5 grammes —

Côté gauche. — Tube à la nuque, contracture tétanique des quatre membres et du cou.

Devant l'œil gauche : l'œil s'ouvre avec un caractère menaçant, la pupille correspondante se dilate et arrive à 6 millimètres.

Devant la narine, sensation agréable.

Côté droit. — Tube à la nuque : amène la résolution d'abord, puis des contractures bilatérales.

Devant l'œil droit, il détermine l'occlusion des deux paupières.

Devant la narine, répulsion.

Devant les lèvres, ouverture de la bouche.

FUMÉE DE TABAC

— Introduite dans un tube —

Côté gauche. — Tube à la nuque, le sujet paraît triste, ennuyé, abattu.

Devant l'oreille, la tristesse est la même, la physionomie devient menaçante, il y a une hémiplégie gauche.

Devant l'œil : « Oh, la la! dit-il, ça pique ; c'est comme du poivre. »

Devant la narine, il a envie d'éternuer.

Devant les lèvres : « Ça n'est pas bon », dit-il.

Côté droit. — Tube à la nuque détermine une

expression de gaîté et d'entrain, mais à mesure que l'action s'accentue, il éprouve le besoin de se lever et se sent paralysé : « Je veux me lever et je ne puis », dit-il.

Devant l'oreille, la même gaîté continue et en même temps il y a hémiplégie du côté correspondant.

Devant l'œil : « Oh ! ce n'est pas la même chose, dit-il ; çà, çà me fait du bien et ça m'a guérie. »

Devant la narine : « Oh ! ça pique, ça dégage le cerveau », et se met à éternuer.

Action spéciale caractérisée par une impotence à marcher et par de l'éternuement.

Essence de Fenouil

— 5 grammes —

Côté gauche. — Tube placé à la nuque, figure maussade, attristée ; pleurs.

Devant l'oreille, sensation désagréable.

Devant la narine, répulsion violente.

Côté droit. — A la nuque, gaîté, rires, satisfaction, le sujet se frotte les mains.

Devant l'oreille correspondante, gaîté, écoute avec satisfaction des hallucinations agréables.

Devant l'œil, satisfaction profonde, le regard est animé et traduit une expression voluptueuse (planche XIX), la figure est souriante, la bouche entr'ouverte et la physionomie langoureuse.

Devant la narine, le sujet cherche à introduire le tube dans la narine et son contact amène une jubilation très vive et en même temps un strabisme passager.

Devant la commissure labiale : attraction vers le tube.

Devant la main droite, sensation de plaisir et de chatouillement, tandis qu'à gauche c'est une vive répulsion que le tube sollicite.

Au devant du cou, le tube détermine une rougeur instantanée de la face.

ESSENCE D'ANIS

— 2 grammes —

Côté gauche. — Tube au lieu d'élection; le sujet ouvre les yeux, sourit, les yeux sont obliqués à gauche et en haut, le bras droit est convulsé.

Devant l'oreille : geste de dénégation, terreur, menaces avec le poing fermé.

Devant l'œil : l'œil est attiré par le tube, comme si c'était un aimant ; il le suit dans tous les déplacements qu'on lui donne; la suppression du tube détermine une secousse, un retour comme s'il s'agissait de l'interruption d'un courant.

Devant la narine gauche : indifférence, légère répulsion.

Devant la commissure : répulsion, sensation d'amertume, crachements.

Le bras gauche est appliqué sur la poitrine, et la main en mouvement cherche à déchirer les vêtements sous-jacents.

Côté droit. — Tube placé au lieu d'élection; la raideur du bras droit disparaît; le même bras décrit des mouvements associés comme pour essayer un vêtement et passer une manche et ajuster le vêtement sur la poitrine.

Devant l'oreille: geste d'affirmation fait avec la tête.

Devant l'œil : secousse répulsive électrique à plusieurs reprises.

Devant la narine : aspiration faite avec plaisir, figure de jubilation.

Devant la commissure : Sensation agréable.

Région lombaire. Contorsion du tronc et torsion en arrière.

Essence de Curaçao

— 2 grammes —

Côté gauche. — Tube au lieu d'élection ; grimace répulsive, comme si le sujet sentait quelque chose de mauvais, tire la langue, donne de petits coups de pied, devient inquiète, se remue sur place, se frotte les yeux, veut se lever et ne le peut, et dit : « J'ai sommeil, je suis abrutie, je puis me lever si je veux, mais ne le veux pas, je suis collée à la chaise. » Le bras droit est frappé de paralysie d'abord, puis les deux extrémités.

Devant l'oreille : « Ça ne va pas, je deviens folle. » Elle demande à boire, elle répond à un interlocuteur absent, et dit : « Je suis grise, c'est comme si j'avais pris de l'absinthe. »

Devant l'œil : les paupières se ferment.

Devant la narine et la commissure : pas de réaction notable.

Côté droit. — Le tube étant déplacé, instantanément le sujet dit : « Ça va mieux, mais j'ai mal au cœur. » Il commence à causer et s'arrête subitement en s'apercevant que son bras gauche se paralyse : « Comme si c'était de l'électricité », dit-il.

Devant l'oreille : il se met à pleurer et dit : « C'est pas ma faute, on m'a donné à boire, je n'en veux plus. » État de somnolence.

Devant l'œil : gaîté : « Je suis un petit peu partie, c'est une soûlographie gentille, jamais je ne me suis grisée si gentiment. »

Envie de vomir, accompagnée de vomissements répétés ; on lui offre un verre d'eau factice et elle se sent soulagée à la suite ; les envies de vomir disparaissent.

Devant la narine et la commissure : aucun effet notable.

Eau de Cologne

— 10 grammes —

Côté gauche. — Tube au lieu d'élection ; sourires ; le sujet remue le bras gauche, garde les yeux fermés, se lève ; reste debout inerte ; le bras droit contracturé : « J'ai bien mal à la tête, dit-il, c'est comme si j'étais folle. »

Devant l'oreille : les yeux restent fermés ; rire ; expression de béatitude : « Je perds la tête, dit-elle, je suis folle ; je vois des bêtes, tout ce que je vois est très drôle et très amusant. » (Il est curieux de noter que les excitations de l'oreille ne produisent que des excitations visuelles.)

Devant l'œil, les pupilles se contractent, arrivent à 2, 3 millimètres.

Devant les narines, les paupières se ferment.

Côté droit. — Tube au lieu d'élection : les yeux s'ouvrent immédiatement; regard fixe, menaçant; fixe au plafond quelque chose ; raideur du bras droit, porté en arrière; puis du bras gauche.

Devant l'oreille : même physionomie, les yeux grandement ouverts; les pupilles considérablement dilatées, 6 millimètres.

Devant les narines : les paupières grandement ouvertes; le tube présenté à la narine gauche fait fermer les paupières.

Devant les lèvres, au milieu : geste de dégoût, contraction de la face, grimaces.

Au devant du sternum, rougeur et turgescence de la face.

En résumé, action bilatérale portant principalement sur l'appareil visuel; hallucinations terrifiantes et céphalalgie.

Essence d'Absinthe

— 2 grammes —

Côté gauche. — Tube au lieu d'élection : presque instantanément, expression de dégoût : « Oh ! j'ai la tête lourde à gauche, dit le sujet, je suis comme quelqu'un qui s'est abruti. » La physionomie est hébétée; le sujet parle lentement comme s'il était en état d'ivresse; ne peut se maintenir assis et glisse sur le fauteuil; les pupilles sont très dilatées.

Côté droit. — « Je vais un peu mieux; la lourdeur de ma tête va descendre; j'ai envie de vomir; j'ai bu quelques liqueurs auxquelles je ne suis pas habituée; j'ai la figure très chaude; je me sens bien malade; je suis très abattue, et j'ai besoin d'entrer à l'hôpital. »

On enlève le tube et les phénomènes d'accablement disparaissent insensiblement.

MUGUET

— Quelques fleurs —

L'action perturbatrice des odeurs sur le système nerveux se révèle encore dans ce cas d'une façon très saisissante; le sujet étant en léthargie, je lui ai présenté sous les narines deux fleurs de muguet; la réaction ne se fit pas attendre : immédiatement le sujet se lève dans un état de vive surexcitation, les yeux ouverts, la figure animée, il se met à aller et venir et frappe les objets environnants ; il parle sans aucune idée suivie, bientôt il est envahi par des hallucinations terrifiantes et dit qu'il voit des loups ; et on assiste ainsi à l'explosion d'un véritable accès d'excitation maniaque.

Cetre excitation se calme par la soustraction du bouquet; mais là où l'expérience devient encore plus curieuse et démontre l'extrême impressionnabilité du sujet, c'est que les fleurs de muguet ayant été jetées dehors, les traces persistantes de l'odeur ont empêché pendant un certain temps le sujet de revenir au calme ; il a fallu que je le fasse passer dans une chambre éloignée pour le soustraire à l'influence de ces odeurs et le faire tomber en période de léthargie de retour.

LAUDANUM

— 1 gramme —

Côté gauche. — Physionomie souriante tout d'abord; puis tristesse ; la tête s'incline sur l'épaule droite, le regard est terrifié, contracture du bras droit ainsi que de la jambe; raideur du cou.

Côté droit. — Presque instantanément la contracture du cou disparaît; la figure prend une expression de gaîté, puis d'étonnement; le bras gauche et la jambe gauche entrent en contracture; les pupilles sont très contractées, elles mesurent 2 millimètres au lieu de 4 avant l'expérience. La physionomie présente des oscillations de sourire et de terreur, avec sourcils froncés, puis l'action du médicament persistant, l'influence somnifère et dépressive s'accentue, la figure devient hébétée, les paupières se ferment; la tête tombe sur la poitrine, et un sommeil profond se manifeste avec accablement général et ronflement; on enlève le tube, le sommeil persiste pendant quelques minutes, et la contracture des membres disparaît; le sujet abandonne peu à peu cette phase de torpeur et se dirige vers la période de léthargie de retour en offrant sur sa physionomie des expressions de gaîté et d'hilarité qu'il a présentées dans la période ascendante.

HASCHISCH

— 1 gramme —

Côté gauche. — Le tube placé au lieu d'élection agit d'une façon stimulante et développe presque subitement une expression de gaîté et une grande tendance à la loquacité.

Devant l'oreille, il entend des chants et ébauche quelques notes.

Devant l'œil, rien de spécial.

Devant les narines : aucune réaction particulière.

Côté droit. — Il entend des cloches qui résonnent bruyamment à ses oreilles, puis cela le rend sourd : « Je n'ai jamais entendu de bruit pareil », dit-il.

Devant la narine, expression de gaîté voluptueuse qui développe chez le sujet un état d'érotisme qu'il manifeste par certaines phrases caractéristiques.

Le côté intéressant de l'action du haschisch, le tube étant appliqué, soit à gauche, soit à droite, à la région de la nuque, c'est de solliciter chez le sujet une série d'idées associées et de souvenirs anciens qui se développent chez lui d'une façon automatique et qui produisent ainsi, à chaque reprise, des petites scènes de comédie intime, avec chant, dont j'ai déjà indiqué les caractères. C'est dans cette circonstance, sous l'action du haschisch, que l'on voit le sujet, en train de chanter un air, s'arrêter instantanément lorsqu'on enlève le tube, incapable de continuer. A ce moment, on peut le ranimer, soit en mettant le tube dans le cou, soit en le faisant tenir par une autre personne dont on tient la main, comme s'il s'agissait d'une chaîne électrique.

CHLORAL

— 2 grammes —

Le tube appliqué au lieu d'élection, le sujet arrive rapidement en période de somnambulisme; il se met à rire, sa figure est épanouie; prend son mouchoir, se mouche, fait des grimaces dédaigneuses, tire la langue : « Comme j'ai sommeil, dit-il, — j'ai la tête lourde, je ne sens plus ma tête, je n'ai plus de tête et cependant j'ai une tête — on me donne maintenant des coups de dent, ça tourne, ça tourne. » Il se gratte la tête, se décoiffe, tire ses cheveux, puis il remue la tête en la tournant, paraît souffrir, l'incline en la laissant retomber en avant, s'accoude sur le fauteuil pour pouvoir mieux dormir et ferme les yeux — en même temps le cou est gonflé, la figure est turgescente, et on voit apparaître de la suffocation et des sanglots — on enlève le tube et le sommeil chloralique se dissipe au bout de cinq minutes; et au fur et à mesure que le sujet se rapproche de la période de léthargie de retour, il répète les mêmes grimaces, les mêmes attitudes de dédain qu'il avait manifestées au début.

Infusion de Café

— 10 grammes —

Le tube placé au lieu d'élection dans le cou détermine rapidement des réactions qui sont surtout caractérisées par de l'excitation intellectuelle et le développement spécial de scènes tirées de la vie du sujet ; il devient très loquace, est excité, se met à rire et exécute une scène de vol et d'assassinat avec comparution devant la cour d'assises, qui représente évidemment un souvenir de ce qu'il a vu ; il exécute toutes les péripéties du drame avec une grande ponctualité, et c'est encore un cas dans lequel on peut interrompre l'action qui se déroule, par la suppression instantanée du tube. A plusieurs reprises on peut ainsi laisser en place le sujet, qui demeure interdit, sans savoir s'il doit avancer ou reculer, et incertain de ce qu'il doit dire. A plusieurs mois d'intervalle chez le même sujet, à l'aide du même tube, j'ai obtenu des résultats semblables.

L'éther a déterminé des effets caractérisés principalement par une légère excitation suivie de somnolence et de torpeur plus ou moins profondes.

Je rappellerai cependant ce fait remarquable que j'ai constaté chez Esther au sujet de l'éther. — Comme je l'ai indiqué déjà, ce sujet est fréquemment atteint d'anesthésie cutanée et de cécité des couleurs. — J'ai constaté à plusieurs reprises qu'étant dans cet état de cécité des couleurs lorsque je la mettais en présence d'un tube contenant de l'éther, presque instantanément elle récupérait la faculté de voir les couleurs, et alors c'était un spectacle très curieux que de la mettre en présence de papiers coloriés en rouge, bleu, jaune, etc., et de constater avec quel plaisir, avec quelle jubilation, les régions optiques de son sensorium percevaient les ondes colorées.

Musc

— 50 centigrammes —

Le tube placé au lieu d'élection, le sujet presque instantanément se met à parler et dit : « Que cela sent bon, que cela sent la violette », et témoigne à plusieurs reprises sa satisfaction, remue les lèvres : « J'en mange », dit-il, puis commence à se plaindre que cela lui fait mal aux dents : « Oh ! dit-il, on m'arrache les dents, je n'ai plus de dents. » La physionomie prend une expression d'hébétude et d'immobilité complète ; et en même temps la salive s'écoule par la bouche. Le sujet continue à faire des inspirations profondes et devient immobile dans une sorte de torpeur. On enlève le tube et il retombe peu à peu en période de léthargie.

Assa fœtida

Tube placé au lieu d'élection, le sujet manifeste une expression de gaîté profonde et de satisfaction ; mais bientôt il fait des grimaces de dégoût, avec mouvement de dégustation ; état nauséeux ; il fait des signes répulsifs avec les mains pour éloigner la substance dont il subit l'influence.

Essence de Rose

— 1 gramme —

Tube au lieu d'élection : le sujet arrive rapidement à la période de somnambulisme, il se met à parler, et exécute sans qu'on lui dise rien une scène avec changement de sa personnalité. « Je suis, dit-il, chef de la police générale. » Il se tient droit, campé fièrement sur ses hanches, retrousse ses moustaches avec des gestes d'un vieux militaire et, s'adressant à un coupable fictif, il lui fait subir un interrogatoire judiciaire très nettement dirigé : « Je vous accuse, au nom de la loi, vous êtes devant la justice, soyez sincère, on va vous chercher un avocat. »

L'essence de rose, comme un certain nombre de substances précédentes, paraît principalement agir sur les régions intellectuelles et réveiller d'anciens souvenirs qui surgissent à ce propos et déterminent alors des associations d'idées se déroulant d'elles-mêmes dans l'ordre où elles ont été emmagasinées dans la mémoire.

Eau de Laurier-Cerise

— 5 grammes —

Tube au lieu d'élection, à gauche : raideur du bras correspondant, contracture des muscles du cou ; la tête est inclinée de ce côté et tout le corps devient raide ; les extrémités inférieures sont aussi contractées. Le sujet tombe dans un sommeil profond, avec stertor, la salive coule de la bouche. État de malaise général. Le sujet ne parle pas, on enlève le tube et il repasse en période de léthargie de retour. Le réveil ne se fait que lentement. L'emploi de cette substance ne doit être fait qu'avec une très grande prudence.

Oxygène

— Plein un tube à expériences —

Tube au lieu d'élection : au bout de quelques minutes le sujet se met à rire, étend les bras et déclame avec la main contre une personne imaginaire et fait des signes négatifs; les yeux sont très largement ouverts et fixes. Le sujet cherche à se lever et semble frappé de cécité en s'appuyant sur les objets environnants. Quelques grimaces apparaissent dans la face et en même temps le bras droit est contracturé et rigide ; il en est de même de la jambe droite ; le sujet ne peut plus la fléchir et reste immobilisé sur place. L'enlèvement du tube amène le retour à la période léthargique.

Hydrogène

— Plein un tube à expériences —

Tube placé au lieu d'élection : au bout de trois minutes quelques tressaillements se font voir dans la face, puis les yeux s'ouvrent, les sourcils deviennent froncés, la physionomie prend un aspect terrifié, le sujet tire la langue et les yeux sont fortement ouverts, puis les deux avant-bras entrent en contraction, le sujet se mord la langue et devient raide partout. On enlève le tube.

ACIDE CARBONIQUE

— Plein un tube à expériences —

Tube au lieu d'élection, gauche : le sujet tire la langue et fait au début ses grimaces habituelles; il interpelle quelqu'un et son regard se porte à l'horizon avec inquiétude ; il parle à voix basse.

En même temps la tête présente un mouvement de balancement en avant et d'oscillation latérale ; les bras et les pieds accomplissent des mouvements de reptation sur place qui rappellent les mouvements de l'athétose. Rire hébété, continu. Peu à peu sous l'action de l'acide carbonique les secousses dans la face deviennent plus fréquentes, les mouvements des bras se transforment en mouvements cloniques sous forme de petites décharges successives. Les mouvements de rotation de la tête sur l'axe deviennent plus répétés et plus forts, les grimaces de la face se transforment en décharges convulsives et les yeux sont entraînés dans un mouvement de rotation. On arrête l'expérience en présence de ces perturbations inquiétantes et le sujet repasse insensiblement par les phases qu'il a précédemment parcourues.

HYDROGÈNE CARBONÉ ET PROTOXYDE D'AZOTE

— Plein un tube à expériences —

Tube au lieu d'élection : le sujet ouvre rapidement les yeux, regarde çà et là, cherche à se rendre compte où il est, puis il veut se lever de son siège et ne le peut, il semble collé sur son siège : « C'est épatant, dit-il, je suis cloué sur ce fauteuil », et associant à ce fauteuil l'idée de Voltaire : « C'était un ébéniste, puisqu'il a fait ce fauteuil. » Après ce trait d'esprit éclos inconsciemment, le sujet se sent envahi par une série d'idées de plus en plus bizarres, se met à chanter une partie de son répertoire, en disant : « Ah ! je suis en pleine joie. »

Au moment de l'expérience on remplace le tube contenant de l'hydrogène carboné par un autre tube contenant du protoxyde d'azote. Instantanément le sujet devient triste et morose, sa physionomie est renfrognée, il se lève alors de son siège, son regard est fixe, menaçant, il ne parle pas, et il a de la tendance à s'incliner en avant.

On supprime le tube et on le remplace par celui contenant de l'hydrogène carboné, et immédiatement la scène change ; les traits de la face se dérident, le regard devient gai, la physionomie souriante, le sujet remue les mains, parle et chante, et l'action continuant, on constate que les muscles du tronc deviennent raides; on ne pousse pas l'expérience plus loin.

COGNAC

— 10 grammes —

Tube placé au lieu d'élection : au bout d'une minute le sujet ouvre les yeux, fait quelques grimaces, en regardant le plafond, adressées à des êtres imaginaires, puis happe avec sa langue comme s'il avait soif, il s'agite sur place et demande itérativement à boire ; il prend une bouteille imaginaire, fait le geste de boire à même, met le goulot dans sa bouche et frappe avec ses mains sur le fond de la bouteille. En même temps il se sent envahi par l'ivresse, il cause, exprime ses impressions, raconte des histoires anciennes, puis il accuse un état nauséeux, se plaint de mal de tête, s'affaisse sur le fauteuil, la parole devient traînante, éteinte, comme celle d'un individu en pleine ivresse ; il cherche à se lever, ne peut plus se tenir debout; la tenue générale du sujet est abandonnée, ses bras sont tombants, ses yeux sont vagues et hagards, sa physionomie hébétée (planche XV), ses cheveux sont en désordre. Cette photographie a été faite au moment où le sujet, en pleine ivresse artificielle, ne pouvant plus se tenir debout était accolé contre les parois d'un mur; et pour arriver à ce résultat, pour passer de l'état normal exprimé par la planche I à l'état pathologique exprimé par la planche XV, il a fallu seulement l'espace de dix minutes et 10 grammes de cognac pour opérer une telle transformation chez le même sujet.

Le sujet, Esther, est tellement impressionnable à l'action des spiritueux, que j'ai vu une bouteille de champagne placée derrière sa tête sans qu'elle s'en aperçût, à 50 centimètres, déterminer des effets d'ivresse complète dans le même espace de temps.

Ces expériences extraordinaires ont été repétées par moi à diverses reprises chez des sujets différents.

Chez la nommée Gabrielle, que j'ai eue à plusieurs reprises dans mon service pour y être traitée d'accidents nerveux de nature hystérique, j'ai constaté des phénomènes de même ordre très nettement caractérisés, représentés planches XXVI et XXVIII, sous l'influence d'un tube contenant la même quantité de cognac, Gabrielle a senti rapidement les effets de la substance, seulement elle ne parlait pas ; chez elle, les réactions somatiques se développaient en silence : elle s'intoxiquait sans mot dire et on voyait insensiblement sa physionomie prendre un air hébété, son corps s'appliquer sur le fauteuil dans une résolution complète, les jambes s'allonger, les bras flasques, incapables de tout mouvement. Elle était incapable de rester assise, et si on n'y eût pris garde elle se serait roulée à terre. Avant d'arriver à cette phase extrême de l'alcoolisation, nous avons constaté que chez ce sujet (planche XXVII) le tube contenant le cognac présenté à distance au niveau de la région thyroïdienne, était pareillement apte à déterminer comme dans les planches XXII et V, des phénomènes de turgescence subite de cette même région, laquelle présentait à ce moment 41 centimètres de pourtour au lieu de 33 qu'elle avait au début de l'expérience. La planche XXV qui représente l'état normal, permet de comparer les transformations qui se sont opérées entre l'état normal et l'état nouveau produit par l'expérience.

EAU SIMPLE

— 10 grammes —

Désirant, dans l'intérêt des expériences ultérieures, éliminer l'action spéciale de l'eau destinée à tenir les substances en suspension, je commençai tout d'abord par me rendre compte de l'action d'une certaine quantité d'eau simple présentée à distance à un sujet hypnotisé ; et cette expérience a une très haute importance, non seulement par elle-même et pour les résultats qu'elle a fournis, mais encore pour répondre à certaines objections qui touchent à ce genre d'études et qui font supposer qu'il y a entre l'hypnotiseur et l'hypnotisé un véritable état de suggestion qu'on appelle suggestion mentale. Pour certaines personnes, en effet, c'est l'état de l'esprit de l'hypnotiseur qui se transmet à l'hypnotisé et qui détermine ces réactions. Sachant, par exemple, qu'un tube contenant du cognac pourrait déterminer l'ivresse, qu'un autre contenant de la morphine va déterminer le sommeil, certaines personnes ont admis que ces idées préconçues pouvaient influencer l'état mental du sujet. Cette manière de voir est complètement erronée et tombe d'elle-même devant ce fait qu'en mettant pour la première fois devant le cou du sujet un tube contenant une certaine quantité d'eau simple, j'ignorais complètement les réactions qui allaient apparaître. Donc il n'y avait aucune suggestion mentale possible.

Voici les phénomènes curieux qui se sont déroulés (planche XVI) : le sujet ayant été mis en léthargie par les procédés habituels, j'appliquai le tube à gauche, au lieu d'élection ; et bientôt quelle ne fut pas ma surprise de le voir ouvrir les yeux silencieusement, prendre une physionomie grave et terrifiée, en même temps que les muscles de la face se contracturaient, quelques mouvements de déglutition difficile s'opéraient, les muscles du cou ainsi que ceux de la région sus et sous-hoïdienne devenaient raides et le regard prenait une expression sinistre. La bouche était hermétiquement fermée, les lèvres contracturées et en même temps la salive bavante s'écoulait d'une commissure. Les bras étaient pareillement pris de contracture; j'étais évidemment en présence de l'état symptomatique décrit sous le nom d'hydrophobie. Pendant toute cette phase, le sujet était complètement resté silencieux; il a suffi d'enlever le tube pour qu'en quelques minutes cet ensemble symptomatique disparaisse et fasse place à la période de léthargie de retour.

Chez un autre sujet, Gabrielle (planche XXVI), les mêmes symptômes de l'hydrophobie expérimentale se sont révélés avec les mêmes caractères, sauf que les yeux sont restés fermés, mais chez elle j'ai constaté la raideur du cou, en avant et en arrière, la contracture des muscles de la face, la gêne de la respiration, la contracture des lèvres, l'écoulement de la salive et la contracture du bras gauche ainsi que de la jambe. Cet état disparut rapidement par la soustraction du tube contenant l'eau.

ACTION D'UN TUBE DE VERRE VIDE

J'ai tenu à vérifier expérimentalement si le tube de verre dans lequel j'ai présenté les différentes substances mises en expérience chez certains sujets et chez Esther, en particulier, était susceptible d'avoir, en temps que corps chimique spécial, une action propre sur le système nerveux et à agir par lui-même. Ces recherches ont été poursuivies à plusieurs reprises, et j'ai été à même de constater l'existence de certains phénomènes constants, la contracture alternante d'un bras, entre autres, qui pourrait bien être considérée dans certaine cas, comme dans la planche X, comme tout particulièrement imputable à l'action du tube de verre.

Le tube appliqué à gauche, au lieu d'élection, a suscité du même côté quelques grimaces dans la face, en même temps une contraction énergique du bras correspondant. En même temps, le sujet, silencieusement, ouvre les yeux avec une physionomie calme, indifférente et gaie.

Devant l'oreille, la satisfaction prend une forme

extatique, le sujet se met à rire. Devant l'œil, les paupières correspondantes se ferment. Devant la narine et la commissure, le sujet recherche le tube et cherche à le frapper.

A droite, la contracture du bras gauche cesse, il devient flasque et hémiplégique. Le tube présenté à l'oreille correspondante détermine une autre physionomie. Le sujet se parle à lui-même, son regard devient menaçant, il a peur et est affecté d'une façon triste : pleurs.

Devant les yeux, les paupières s'entr'ouvrent; devant les narines, les lèvres : manifestations répulsives.

On comprend l'importance toute spéciale de ce genre de recherches et la nécessité absolue de commencer par elles chez les sujets mis en expérience, dont il faut tâter ainsi la sensibilité spéciale. On pourra aisément neutraliser ces éléments perturbateurs, en employant les corps en expérience sous forme pulvérulente et placés dans un morceau de papier.

CHAPITRE XI

L'HYPNOTISME DEVANT L'ACADÉMIE DE MÉDECINE

Discours prononcé dans la séance du 7 août 1888, par M. Luys en réponse au rapport de la Commission [1].

Messieurs, après avoir longuement médité les conclusions du rapport de notre très honoré collègue M. Dujardin-Beaumetz, je me suis demandé si, en présence du profond étonnement qu'avait suscité en moi la lecture de ce rapport, je devais y répondre, et s'il n'était pas plus opportun de garder un silence prudent sur la situation délicate qu'il m'avait faite devant vous, d'attendre des jours meilleurs et un milieu ambiant plus propice aux idées que j'ai soutenues dans mon travail.

[1] La Commission nommée par l'Académie de médecine était composée de MM. les docteurs Bergeron, Brouardel, Gariel, Dujardin-Beaumetz, rapporteur, et Hérard, président.

Mais, après réflexion, j'ai pensé que je me devais à moi-même, ainsi qu'aux nombreux travailleurs en dehors de cette enceinte dont je représente les idées scientifiques, de ne pas déserter le drapeau commun et de ne pas rester silencieux sous le coup d'un verdict que j'ai quelque droit de considérer comme sévère et comme véritablement étonnant.

Bien d'autres que moi, et des plus illustres, n'ont-ils point vu leurs doctrines scientifiques méconnues et contestées, et la lutte pour la vérité n'est-elle pas, à tous les degrés de l'échelle, la condition nécessaire de son implantation dans le monde? Et, en me voyant ainsi, seul, allant à la riposte, à travers maintes préventions et maintes idées préconçues, vous voudrez bien, Messieurs, accorder, je l'espère, quelques minutes d'attention à l'homme qui cherche à remonter le courant et se défend lui-même en mettant tout son zèle au service d'idées qui lui sont chères, qu'il a longuement préparées et mûries, et qui proscrites aujourd'hui, sont assurément destinées à être les vérités de demain.

Je vais donc m'efforcer d'être aussi bref que possible et, si vous voulez bien me suivre dans la discussion, j'espère pouvoir vous démontrer que le travail de M. le rapporteur ne répond qu'incomplètement aux vœux de l'Académie, qu'il ne renferme pas un résumé intégral des éléments en discussion, qu'en un mot, il n'a visé qu'un point limité du sujet, laissant, par une sélection savante, toute une autre partie dans l'ombre, la partie favorable et véritablement originale de mon œuvre, et que, par conséquent, je le considère comme un travail inégal, écourté et péchant par la cohésion. Vous n'aurez, du reste, pour votre édification rapide qu'à lire les procès-verbaux si signifigatifs des séances de la Commission, et, en les comparant aux conclusions du rapport, vous serez étonnés, comme moi, de voir combien ces conclusions sont éloignées des comptes rendus de ces mêmes procès-verbaux, tant elles semblent avoir été faites complètement en dehors d'eux! — Mais n'anticipons pas.

Je vais vous exposer tout d'abord la façon dont les travaux de la Commission ont été dirigés. Je discuterai ensuite la valeur des arguments que M. le rapporteur a suscités contre mon travail, en vous montrant combien ces arguments sont discutables et, comme moyens d'attaques, véritablement faibles.

I

Donc, Messieurs, la Commission dite « de l'hypnotisme », chargée par l'Académie de vérifier ce qu'il y avait de fondé dans le travail que j'ai eu l'honneur de lui présenter, dans la séance du 29 août 1887, sur la *sollicitation des émotions chez les sujets hypnotisés*, se réunit bientôt pour le juger. J'acceptai loyalement de faire vérifier mes expériences par des collègues dont les travaux, il faut le dire, n'avaient pas été dirigés dans ce département spécial de la neurologie, et, sans faire la moindre récusation au sujet de la compétence des juges imposés, j'acceptai la Commission nommée par l'Académie et me soumis d'avance à son jugement. On se mit donc à l'œuvre.

Veuillez bien, Messieurs, pour suivre ce débat, vous reporter au compte rendu de la séance du 20 janvier 1888[1] fait par M. le rapporteur, avec

[1] *Bulletin de l'Académie de médecine*, t. XX, p. 341.

une fidélité scrupuleuse à laquelle je me plais à rendre hommage. — Nous pouvons voir que, dès cette première séance, tout alla bien pour moi ; sur deux sujets présentés, je pus répéter, devant la Commission, intégralement, les expériences citées dans mon Mémoire. — Aucune d'elles ne manqua, et je pus démontrer qu'un tube contenant de la spartéine, par exemple, pouvait déterminer des troubles dans la circulation avec gonflement du cou et du corps thyroïde ; qu'un autre, contenant de l'eau distillée, avait déterminé des contractures généralisées, portant principalement sur les muscles masséters ; que la poudre d'ipéca avait suscité des nausées et des vomissements, et l'éther sulfurique des expressions de gaîté, etc.

Eh bien, Messieurs, cette confirmation des faits annoncés, consignée au procès-verbal, ne doit-elle pas, en bonne justice, être considérée comme un fait acquis en faveur de ma thèse? Et, au point de vue strict de la situation que j'avais acceptée, ne pouvais-je pas me considérer comme ayant pleinement satisfait aux vœux de l'Académie, puisque j'avais fait voir et répété devant sa Commission la réalité des expériences indiquées par moi? Je n'avais réellement qu'un rôle a jouer, celui de me tenir à la disposition de la Commission et de répondre de mon mieux aux objections qu'elle aurait jugé convenable de faire soit au dispositif des appareils employés par moi, soit à la sincérité du sujet mis en expérience.

C'est là un point capital que je regrette n'avoir pas été signalé par M. le rapporteur, car ce n'était que l'expression d'une réalité stricte. Il annonce une phase particulière de l'enquête, et une phase qu'il est bon de noter qui tournait tout à fait à mon avantage si on en était resté là.

Mais la Commission, ainsi que je l'ai su plus tard, s'était donné un autre mandat : elle avait sans doute quelque visée secrète, et, redoutant avant tout la supercherie de la part du sujet, elle voulut faire des expériences pour son compte et des expériences contradictoires destinées à contrebattre les faits énoncés par moi.

Dès ce moment, l'enquête prit une autre tournure, inspirée évidemment par un esprit de défiance tout naturel vis-à-vis du sujet, et c'est ainsi que les expériences furent dirigées, selon moi, d'une façon antiphysiologique, et que, en voulant faire trop de lumière, on n'aboutit qu'à produire l'obscurité et l'incertitude dans les résultats des opérations.

1° D'abord, on mit en avant cette étrange assertion qu'un tube de verre vide était capable de produire la plupart des phénomènes observés par moi sur les sujets hypnotisés, et que, par conséquent, l'action des substances actives pouvait être considérée comme nulle et non avenue.

Devant cette injonction, que je ne puis m'empêcher de considérer comme futile, je fis observer que je n'étais pas assez inexpérimenté en ces matières pour ne pas me l'avoir posée à moi-même au début de mes recherches ; n'ai-je pas, en effet, consigné l'effet d'un tube de verre vide sur un sujet hypnotisé, tout au long, dans mon travail? Et j'ai reconnu que si le tube vide placé sur la peau d'un sujet hypnotisé déterminait quelques réactions convulsives, il fallait les attribuer à un rayonnement des faisceaux lumineux réfractés et réfléchis par les parois de ce tube de verre. — J'ai montré ainsi que, si les hypnotiques étaient doués d'une hyperexcitabilité extrême, sous l'action des vibrations lumineuses, un simple tube de verre noirci par de la fumée ou entouré d'une enveloppe de papier noir devenait impuissant à produire des réactions convulsives. Séance tenante, devant la Commission, je pris un tube de verre vide, recouvert de papier noir, et le tube étant maintenu en place pendant deux minutes, le sujet ne présenta pas la moindre réaction ; cela est inscrit au procès-verbal (page 345).

2° La Commission, estimant que les sujets hypnotiques étaient, de leur nature, essentiellement malicieux et pervers, pensa qu'on ne saurait prendre trop de précautions pour dépister leurs supercheries. Elle proposa donc, pour la conduite des expériences, d'employer des tubes préparés de la façon suivante :

Il fut convenu que les tubes de verre destinés à être essayés contiendraient des solutions titrées, complètement incolores, et que ceux qui contiendraient des poudres actives seraient recouverts d'une enveloppe de papier, qu'ils seraient bouchés et scellés à la cire, pourvus d'un numéro d'ordre, et que ce numéro d'ordre coïnciderait avec un numéro semblable indiquant le nom de la substance, et enfermé sous pli cacheté. Tous ces tubes devaient être préparés par une personne tierce, suivant le mode indiqué.

Toutes ces précautions, demandées par la Commission, dans le but de s'éclairer, m'ont paru parfaitement justifiées. Je les avais prises moi-même au début de mes expériences, et j'en comprenais suffisamment l'importance. Tout ceci est régulier, correct et logique.

Mais où l'étonnement me prit, c'est lorsque j'entendis prononcer ce mot de suggestion mentale, possible au sujet des opérations en question, et édicter certaines précautions mystérieuses destinées à neutraliser les effets possibles. Il faut que je vous explique cela.

Il paraît qu'il y a actuellement, dans le domaine des choses de l'hypnotisme, un courant d'idées spécial en vertu duquel, un hypnotiseur étant en présence d'un sujet hypnotisé, il y a une influence occulte qui rayonne de l'un à l'autre, d'une façon silencieuse, si bien que la pensée du premier s'impose à son insu à l'esprit du second, le dirige dans le sens qui lui plaît, sans qu'il lui adresse la parole et qu'ainsi, en tenant je suppose, un tube contenant de la strychnine, et sachant que la strychnine donne des convulsions, ou un autre tube contenant de la morphine, etc., etc., rien que cette pensée peut suffire à déterminer des convulsions ou le sommeil chez le sujet hypnotisé. Bien plus, toujours dans la crainte de cette suggestion mentale, il fut convenu qu'aucun des assistants même ne devrait être dans le secret des substances mises en expérience !

Cette idée-là, Messieurs, n'est-elle pas plus voisine, je vous le demande, du spiritisme et de l'évocation des esprits que de la saine appréciation des phénomènes de la physiologie cérébrale ? Et, cependant, il a fallu compter avec elle, et elle devint bientôt, au sein de la Commission, comme un axiome démontré, comme un véritable *credo* (j'ajouterai *quia absurdum)* auquel il fallut se conformer. Pour éviter, donc, que ledit sujet dans sa malice extrême ne pût connaître par ce rayonnement surnaturel la pensée intime de l'expérimentateur, il fut convenu, dis-je, qu'aucun des assistants ne serait initié au secret du contenu des tubes, et que ce ne serait qu'à la fin des expériences qu'on ferait le dépouillement général. Si bien, donc, qu'en présentant des tubes numérotés à la sensibilité du sujet hypnotisé, personne ne savait quelle était la substance en action. Pour y voir plus clair, on ne savait ainsi ce que l'on faisait et l'on opérait à l'aveuglette ! C'est, vous en conviendrez, Messieurs, un étrange procédé d'investigations scientifiques, et au point de vue de l'histoire de la science à la fin du XIXe siècle, ce dispositif spécial, ces appréhensions vagues, ces dispositions particulières ne seront pas sans faire sourire quelque peu nos successeurs plus rassis du XXe siècle.

Et cependant c'est sur cet échafaudage de subtilités scolastiques qu'on a été amené à faire des expériences incertaines, contradictoires, qui seront certainement jugées sévèrement par les esprits froids et réfléchis qui ont l'habitude des expériences de cette sorte et qui savent s'arranger de façon à n'être pas le jouet des supercheries d'un sujet. Et c'est sur ces bases fragiles, dis-je, qu'ont été édifiées les conclusions de la Commission que je vais avoir à discuter avec vous.

II

J'arrive maintenant au second point de ma défense, la réfutation des objections présentés par M. le rapporteur, et j'espère vous montrer facilement que leur valeur est plus apparente que réelle.

1° Page 335, M. le rapporteur écrit ceci : « La Commission constate qu'aucune relation ne paraît exister entre les symptômes manifestés et le tube mis en expérience. »

J'avoue que, sur ce point spécial, l'objection paraît fondée en apparence ; c'est ainsi que les tubes contenant de la strychnine, de la morphine, de la pilocarpine, de l'ipéca n'ont pas déterminé devant la Commission les effets habituels propres à ces substances : l'objection, à ce point de vue, se présente d'une façon péremptoire.

Néanmoins, je maintiens comme vrai ce que j'ai avancé, attendu que si les réactions n'ont pas été concordantes devant la Commission, c'est que les expériences ont été mal faites, et je sais pourquoi elles ont été mal faites, attendu que, dans mon laboratoire, j'ai obtenu des résultats tout autres. J'ai vu la strychnine déterminer des convulsions; la morphine, le sommeil; l'ipéca, les vomissements, chez des sujets qui ignoraient complètement le contenu des tubes. Mes photographies prises sur des sujets en cet état font foi de ce que j'avance. Et si les choses n'ont pas marché d'une façon concordante devant la Commission, c'est qu'il faut se rappeler que l'on agit sur la matière vivante, tenir compte de la fatigue et de la susceptibilité propre du sujet, que l'on ne soumet pas impunément à des expériences répétées. Il faut encore savoir que ces sujets sur lesquels on expérimente emmagasinent les ébranlements qui ont traversé leur système nerveux et ne s'en débarrassent pas rapidement; ainsi Esther, même étant revenue en léthargie, accusait, comme il est dit page 346, dernière ligne, la persistance d'une douleur dans le bras droit qui avait été pris de contracture dans une expérience précédente. De sorte que, même après avoir eu le soin d'obtenir, après chaque essai, le retour à la période de léthargie, il y a toujours, chez le sujet, des traces persistantes d'un ébranlement antérieur. D'habitude, dans mes travaux de laboratoire, pour obtenir les résultats nets et précis que j'ai indiqués, dans une séance de deux heures, je n'emploie que deux ou trois tubes, et j'ai le soin, dans les intervalles, de laisser le sujet se reposer et oublier en quelque sorte l'incitation qu'il vient de subir.

Eh bien, dans les séances de la Commission, loin de procéder, ce qui n'était pas possible, avec cette sage lenteur, il a fallu aller vite, et, dans la séance du 24 janvier en particulier, six tubes ont été successivement mis en expériences. Quoi donc d'étonnant à ce que ces réactions habituelles, sur lesquelles nous étions en droit de compter, aient été confuses et souvent infidèles?

Il y a encore à parler d'un facteur dont M. le rapporteur a négligé de faire mention : c'est la question relative aux doses des substances employées dans les expériences. C'est un fait de pratique reconnu dans les expérimentations de ce genre, que les doses fortes. les solutions concentrées déterminent des réactions violentes avec des convulsions généralisées; et une fois que le système nerveux est entré dans une sorte d'état diathésique convulsif, il est pour ainsi dire affolé et n'obéit plus aux actions spécifiques qui le sollicitent.

Les petites doses, au contraire, développent plus lentement, il est vrai, les effets spécifiques, et il faut avoir la patience de savoir attendre pour les voir apparaître et savoir reconnaître empiriquement quel est le territoire du tégument cutané plus apte que tel autre à développer des réactions spécifiques.

C'est ainsi que l'action de la morphine, par exemple, appliquée sur une région de la peau produira de l'excitation, et, appliquée sur une autre, produira la somnolence. Ces réactions diverses sont figurées, dans mon Mémoire sous forme de photographies. On sait, du reste, dans la pratique des injections sous-cutanées de morphine, que ces injections produisent des réactions variées d'intensité, suivant le point où elles sont appliquées.

2° Poursuivant ses critiques, M. le rapporteur s'exprime encore ainsi : « Les mêmes substances employées, à différents jours d'intervalle, l'eau distillée par exemple, l'eau de laurier-cerise, le sulfate d'atropine, ont déterminé des effets différents. »

Si vous voulez bien, Messieurs, me suivre dans

l'examen détaillé que je vais faire de cette objection, je vous montrerai que c'est tout le contraire qu'il faut en penser, attendu que les mêmes substances, employées à différents jours d'intervalle, ont déterminé, ainsi qu'il résulte des procès-verbaux, sinon des réactions tout à fait semblables, du moins des réactions *équivalentes;* et, comme preuve des plus caractéristiques, les borborygmes déterminés par l'action d'un tube chargé n'ont été enregistrés que deux fois dans toute la série des expériences, et ces deux fois coïncident avec l'action d'une seule et même substance, l'eau distillée.

L'objection capitale qui m'a été faite, vous allez le voir, ne porte pas et se tourne en ma faveur. Ainsi, à la page 338, M. le rapporteur expose, dans un tableau synoptique, la symptomatologie déterminée par les tubes 1, 4, 7, lesquels renfermaient de l'eau distillée, et il en tire cette conclusion facile, en disant que les tubes ont produit des réactions dissemblables.

Eh bien! Messieurs, je crois qu'ici encore M. le rapporteur a vu les choses à travers le prisme d'une idée préconçue et que, au contraire, les mêmes phénomènes somatiques se trouvent recopiés dans les trois séries d'expériences.

Ainsi, pour les contractures, elles ont été notées dans les trois cas ; il est dit, page 338 :

Tube 1. — Contracture à droite, puis des deux côtés ;

Tube 4. — Contractures généralisées, opisthotonos ;

Tube 7. — Contractures généralisées.

Où sont les différences ? Voilà donc trois symptômes communs qui concordent.

Passons aux troubles des yeux ; je trouve :

Tube 1. — Déviation des yeux ;

Tube 4. — Écartement des paupières ; fixité du regard ; strabisme ;

Tube 7. — Paupières abaissées ; le sujet regarde le tube ; pupilles étroites ; contractures de la face.

N'avons-nous pas, encore là, une série de manifestations concordantes?

Et si nous passons maintenant, à l'examen des émotions, nous y trouvons encore des réactions identiques :

Tube 1. — Dégoût profond ;
Tube 4. — Répulsion;
Tube 7. — Sensation de dégoût.

Du côté droit :

Tube 1. — Gaîté;
Tube 4. — Sensation de gaîté;
Tube 7. — Sourire.

Où sont, là encore, Messieurs, ces différences capitales que M. le rapporteur vous signalait comme impliquant l'instabilité des réactions du sujet et qu'il a considérées comme un argument décisif en faveur de son opinion.

Il est regrettable, relativement à l'action de l'eau distillée mise en expérience, que l'on n'ait pas connu en temps opportun qu'il s'agissait d'eau distillée, car alors on aurait surveillé un symptôme caractéristique, propre à l'action de l'eau : c'est l'occlusion de la bouche, par contracture des masséters, le trismus qui existe dans tous ces cas, avec écoulement de la salive, comme cela a été noté ailleurs, sous l'influence du tube 7, et qui, par la fixité du regard, donne au sujet un facies spécial figuré dans mes planches photographiques et qui est celui de l'hydrophobie expérimentale.

3° Autre objection : M. le rapporteur écrit, page 338, que la Commision a pu constater que le même médicament, expérimenté à huit ou quinze jours d'intervalle, a produit des effets dissemblables. Il s'agit de l'eau distillée, de laurier-cerise et du sulfate d'atropine.

Ici encore, l'objection paraît sérieuse au premier abord; mais en l'examinant pièce à pièce, rien qu'avec les documents incomplets signalés dans les expériences, elle tombe d'elle-même devant l'examen critique et se réduit à être nulle.

Ainsi, dans la première séance, on note des contractures; les contractures ne sont pas notées, il est vrai, deux fois, mais vous voyez des manifestations identiques se produire, qui ne sont reproduites que dans cette expérience; la malade est en proie à une préoccupation latente, compte sur ses doigts, *et cela se répète aux deux reprises des expériences*.

On note ensuite, du côté des voies respiratoires, des phénomènes très similaires. A la première séance, de l'apnée avec congestion du corps thyroïde, et, à la deuxième séance, du *gonflement du cou*. Puis, au point de vue de l'apparition des phénomènes émotifs, nous constatons, pour les deux séances, d'une part, à la première, une gaîté extrême et, à la deuxième séance, des rires, une conversation gaie.

Les symptômes sont donc, quelque écourté que soit leur enregistrement, presque des deux côtés identiques ; et, à part la contracture spasmodique qui a été notée à la deuxième séance (et qui dépend peut-être du peu de temps consacré à l'expérience), on peut dire qu'il ne s'agit pas encore là d'un fait négatif et que l'objection tombe d'elle-même.

Passons maintenant à l'examen du troisième tableau synoptique qui est relatif au sulfate d'atropine. Que trouvons-nous, et en quoi les symptômes observés présentent-ils tant d'écart? Là où M. le rapporteur ne voit que des différences, moi je ne vois que des ressemblances :

A la *première séance*, on note : Congestion de la face et du corps thyroïde ;

A la *deuxième séance*. — Apnée, spasme laryngé ;

A la *première séance.* — Contracture droite, persistant au réveil ;

A la *deuxième séance.* — Contracture à droite, le sujet penche la tête à droite ;

A la *première séance.* — Pour les émotions : répulsion ;

A la *deuxième séance.* — Attraction, puis répulsion, dégoût ;

A la *première séance.* — Se frotte le ventre, comme si elle y avait mal (page 346, ligne 33) ;

A la *deuxième séance.* — Borborygmes.

Y a-t-il bien là véritablement, dans cet exposé succinct des faits, des éléments valables pour établir la dissemblance des phénomènes observés ? — Vous voyez ainsi, Messieurs, combien sont fragiles et précaires les arguments qui ont servi à édifier les conclusions générales du rapport destiné à juger mes recherches et combien ces objections sont spécieuses !

III

Ces corrections étant faites, j'arrive à la troisième partie de ma réponse aux conclusions terminales du rapport, ainsi libellées : « La Commission a pensé qu'il lui suffisait d'avoir montré que les effets des tubes placés à distance, chez les sujets hypnotisables, paraissaient dépendre plus du caprice et de la fantaisie, ou du souvenir du sujet mis en expérience, que des substances médicamenteuses renfermées dans ces tubes. Elle émet l'avis qu'aucun des effets constatés par la Commission n'est en rapport avec la nature des substances mises en expérience, et que, par conséquent, ni la thérapeutique, ni la médecine légale n'ont à tenir compte de pareils effets. »

— Ainsi, Messieurs, vous l'avez bien lu et entendu, tous les phénomènes relatifs à l'action des substances médicamenteuses agissant à distance chez les hypnotiques, constatés par moi et par tous mes distingués confrères qui se sont occupés de cet intéressant problème, phénomènes qui sont constatés et vérifiés journellement dans mon service, sont ainsi sommairement jugés et taxés de *fantaisies* et de *caprices*. Il ne nous manque véritablement plus que d'être anathématisés et considérés comme de simples illuminés !

Je n'ai pas à considérer si, au point de vue de la philologie pure, ces locutions *fantaisie* et *caprice* sont bien à leur place dans un rapport qui a la prétention d'être scientifique ; je me demande s'ils représentent des notions nettes et précises sur lesquelles tout le monde soit d'accord. Je pressens ici quelques sous-entendus, et je pense qu'il s'agit de nuances et d'impressions personnelles plutôt que d'un véritable jugement froid et défini. Mais n'épiloguons pas sur les mots et passons à l'examen de faits plus sérieux.

Je me permettrai de demander à M. le rapporteur, interprète de la Commission, comment un homme comme lui, un collègue sympathique, s'est-il plu ainsi, de propos délibéré, à faire planer sur nous et nos travaux cette suspicion vague de légèreté scientifique et de naïveté ; car, au fond de tous ces débats, si on a pris la précaution de mettre ma bonne foi en dehors, ce dont je remercie la Commission, l'idée mère qui l'a dirigée est celle-ci : « Si M. Luys n'a pas cherché à nous tromper, il a été, sans le savoir, trompé par les sujets mis en expérience. » — Cela est facile à dire et à répéter, comme cela a été dit et répété. Mais véritablement c'est, à mon avis, aller trop vite, et, sous prétexte de scepticisme, s'arroger à soi-même un monopole facile d'impeccabilité.

Croit-il donc que nous n'avons pas comme lui, et bien avant lui, mis en doute et cherché à contrôler la sincérité de nos sujets? Nous croit-il assez naïf pour ne pas avoir vérifié, à l'aide de procédés variés, les faits étranges que nous avons exposés devant l'Académie et ne pas avoir institué des contre-épreuves aussi sérieuses que celles instituées par la Commission elle-même? — Et je dirai même : Ces contre-épreuves ont eu pour elles cet avantage incontestable d'avoir été pratiquées lentement, dans le silence du laboratoire, sur des sujets différents, et non avec le zèle hâtif d'une Commission qui ne dispose que d'un temps limité. — Et véritablement, quand je vous disais, au début de ma défense, que j'avais été *étonné* des conclusions de ce rapport, c'est à cette appréciation insolite sortie d'un travail sérieux que je faisais allusion, en me voyant ainsi octroyer officiellement une tare de cécité mentale dans cet ordre de choses scientifiques ! — J'aurais pu me déclarer blessé de ce jugement sommaire, mais je préfère passer outre, en laissant à chacun de vous, Messieurs, suivant votre délicatesse et votre sensibilité propres, le soin d'apprécier à sa valeur cette façon de juger des travaux sérieusement dirigés.

Cela dit, j'entre directement dans la partie vive de mon sujet et je demanderai encore à M. le rapporteur si, dans le travail qu'il a lu à l'Académie, il a la conscience d'avoir pleinement rempli son devoir de rapporteur impartial, s'il sent qu'il a eu la main suffisamment ferme pour tenir en équilibre le fléau de la balance de justice et si, en faisant l'énumération des choses à juger, il ne s'est pas laissé entraîner malgré lui à le faire pencher plutôt d'un côté que de l'autre, en pratiquant, comme il l'a fait, une sélection savante des faits ; — en insistant sur des points limités favorables à sa cause et en laissant de côté, sans en parler, toute une partie de mon travail, toute une série de faits neufs, originaux, qui en représentaient la valeur propre ? — Et cependant ces faits étaient, à ses yeux, bien doués d'une valeur authentique, puisqu'ils avaient été conçus et exécutés à l'aide des dispositifs spéciaux imaginés par la Commission.

Pour justifier mon dire, je n'ai qu'une chose bien simple à faire : je n'ai qu'à laisser parler les faits eux-mêmes et à prendre mes arguments de défense dans les comptes rendus et procès-verbaux de la Commission. — Vous allez ainsi, en quelque sorte, pouvoir toucher du doigt les pièces du procès et voir par vous-mêmes sur quelles bases précaires le jugement a été formulé; c'est même à se demander s'il n'y a pas eu malentendu sur l'objet du litige!

Je dirai tout d'abord à M. le rapporteur : Comment, en présence de toute cette série de phénomènes étranges qui se sont déroulés devant vous, et dont l'étrangeté dépiste tout ce que nous croyons savoir ; — comment, quand vous voyez s'opérer devant vous ces réactions si inattendues qui frappent à la fois sur l'élément somatique et sur l'esprit de l'être vivant ; quand vous voyez des substances actives renfermées dans des tubes de verre agir à distance sur l'organisme par une sorte de rayonnement mystérieux, analogue à celui de l'aimant, vous ne vous étonnez pas! — Vous passez outre! Vous préférez ne pas parler de ce que vous voyez, et, d'un cœur léger, vous traitez tout cela de fantaisies et de caprices! — Et cela, en vertu de ce même processus intellectuel par lequel un illustre professeur, qui, au moment où, à l'Académie des sciences, on lui faisait entendre un phonographe, se croyait le jouet d'une mystification et pensait que ce n'était là qu'un jeu de ventriloquie!

Veuillez donc, maintenant, Messieurs, me suivre dans le dénombrement des faits qui ont passé sous les yeux de la Commission et que M. le rapporteur a si facilement laissés dans l'ombre, dans l'exposition des faits de son rapport. Vous voyez, en effet, que sur quinze tubes mis en expériences successives, on a constaté chez le même sujet :

Contractures généralisées avec opisthotonos. .	19 fois
Contractures localisées sur les membres, la face, le cou.	17 —
Gonflement du cou et du corps thyroïde. . .	7 —
Pupilles contractées et étroites.	4 —

Congestion cyanique de la face.	3	fois
Strabisme avec déviation des yeux.	4	—
Fixité du regard.	3	—
Salivation.	2	—
Sueurs.	1	—
Larmes.	4	—
Cécité, surdité, aphasie.	1	—
Accélération anxieuse des mouvements respiratoires.	2	—
Apnée.	10	—
Cornage, stertor, spasme laryngé.	5	—
Toux provoquée par accès.	1	—
Borborygmes.	2	—
Emotions d'effroi et de terreur.	10	—

En tout, quatre-vingt-quinze manifestations symptomatiques, franches, indiscutables, produites à l'aide de tubes *préparés par les soins de la Commission* et dont personne ne connaissait le contenu.

Voilà les faits, Messieurs, dans leur stricte simplicité! Ces faits patents, indéniables, puisque la Commission s'est assurée de leur légimité, sont considérés, je l'ai dit, comme des faits sans portée et des actes de fantaisie !

Et cependant, ce sont bien là des phénomènes objectifs et réels que vous avez constatés. — Ces turgescences subites de la face, avec cyanose, ces spasmes du larynx, ces cornages sinistres, ces suffocations anxieuses, suivies de ralentissement progressif, avec arrêt complet des mouvements respiratoires, ces gonflements inopinés de la région thyroïdienne, tous ces symptômes que je provoquais et que je faisais tour à tour apparaître et disparaître devant vous, ils étaient bien réels ! Ils étaient bien acceptés par vous comme sincères et authentiques, alors qu'à un moment donné j'ai vu quelques membres de la Commission, impressionnés par la tournure grave que prenait l'expérience, me demander de ne pas la pousser plus loin, tant ils avaient, comme moi, la notion vague du danger que l'on pouvait, à ce moment, faire courir à ce sujet. — A ce moment-là, Messieurs, tous ces phénomènes insolites, par lesquels vous fûtes impressionnés, auriez-vous pu les considérer comme des *fantaisies* et des *caprices* du sujet en expérience ? — Et vraiment, quand on est témoin de ces troubles si profonds qui sont susceptibles de se développer à travers le système nerveux de ces sujets par des substances agissant à distance, on ne peut s'empêcher de se demander quelle serait leur imbécillité de se soumettre ainsi, sciemment, à des expériences graves qui peuvent inopinément compromettre leur existence par arrêt du cœur ou rupture d'un vaisseau.

Malgré tout cela, Messieurs, malgré les manifestations si évidentes de l'action des substances médicamenteuses à distance, si apparentes, si sincères, comment ne m'étonnerai-je pas de voir la Commission fermer ainsi les yeux à l'évidence, passer outre, et, ne tenant compte que de certaines expériences mal reussies, arriver à ce verdict sévère, prononcé à huis clos, sans éclaircissement préalable, sans débat contradictoire, et qui, en définitive, comme je l'ai dit, n'est qu'une condamnation *sommaire* qui vise non seulement mes recherches personnelles, mais encore tous les travaux de mes honorés confrères qui s'occupent avec ardeur de toutes ces questions si intéressantes et si obscures encore qui touchent au domaine de l'hypnotisme.

Je m'arrête ici, Messieurs, je ne veux pas abuser plus longtemps de votre patience. Vous avez entendu l'attaque, vous avez bien voulu entendre ma défense. Je me suis contenté de vous avoir exposé, d'une façon indépendante et sincère, la situation qui m'avait été faite comme expérimentateur, dans la Commission de l'hypnotisme. L'avenir dira de quel côté sont ceux qui ont vu juste ; la question de l'action des corps à distance chez les hypnotisés n'en reste pas moins entière. Elle est posée et fera son chemin d'elle-même, et ce n'est pas le verdict d'une commission académique qui entravera son essor.

Permettez-moi donc, Messieurs, en vous remerciant de la bienveillante attention avec laquelle vous avez écouté ma défense, comme dernier argument et résumé de la discussion, de poser à la Commission le dilemne suivant :

Ou bien les phénomènes somatiques, lui dirai-je, dont vous avez été témoins (convulsions, gonflement du corps thyroïde, rétrécissement des pupilles, turgescence de la face, cornage, etc.) sont réels ou ils sont faux.

S'ils sont réels, pourquoi n'en avez-vous pas tenu compte? Pourquoi ne les avez-vous pas portés à mon actif dans le rapport, et pourquoi ne les avez-vous pas enregistrés comme des réalités démontrées?

S'ils sont faux, pourquoi les avez-vous enregistrés dans les procès-verbaux et légalisés par votre signature ?

Un dernier mot, Messieurs; la condamnation de l'action à distance des tubes contenant des substances médicamenteuses au point de vue pharmaco-dynamique a entraîné du même coup la condamnation de la même action dans le domaine de la médecine légale : — c'était fatal.

Reste à savoir si la Commission, en entrant ainsi dans une voie optimiste, ne se réserve pas un certain nombre de déceptions ; c'est, à mon avis, une grosse responsabilité qu'elle prend, que de nier ainsi d'une façon absolue l'action des substances toxiques sur l'organisme humain en état hypnotique. — C'est nier l'évidence des faits acquis, c'est nier la réalité de tout ce qui a été constaté dans les procès-verbaux. — Je persiste, quant à moi, à dire qu'il y a là des faits authentiques sur lesquels il est bon que l'œil de la justice soit ouvert. Je n'insiste pas davantage; je me dispense de faire le récit de certaines expériences nouvelles que j'ai entreprises ces derniers temps et que je me réserve de publier plus tard. — Puissé-je, en présence de quelque événement soudain, ne pas être accusé d'avoir été trop bon prophète !

J'ajoute, Messieurs, que j'ai fait venir dans la bibliothèque un sujet sur lequel chacun de vous pourra répéter les expériences dont je viens de parler.

FIN

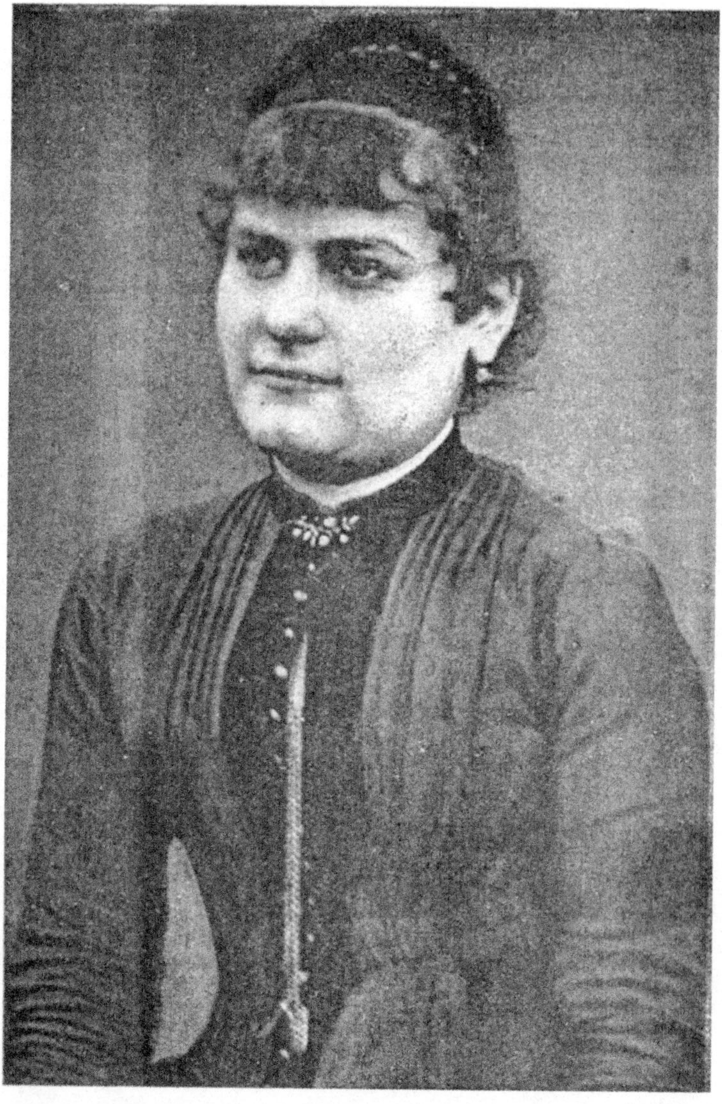

Georges LUYS fec.

Esther à l'état normal.

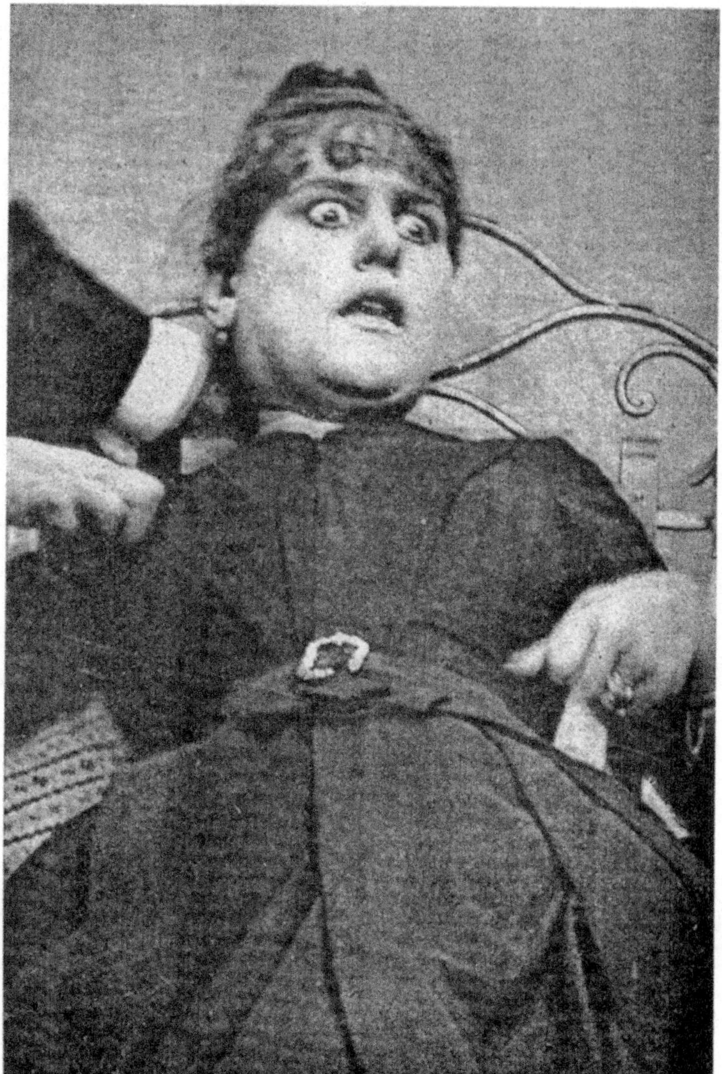

Georges LUYS fec.

Esther sous l'action de l'essence de thym.

Hallucinations terrifiantes.

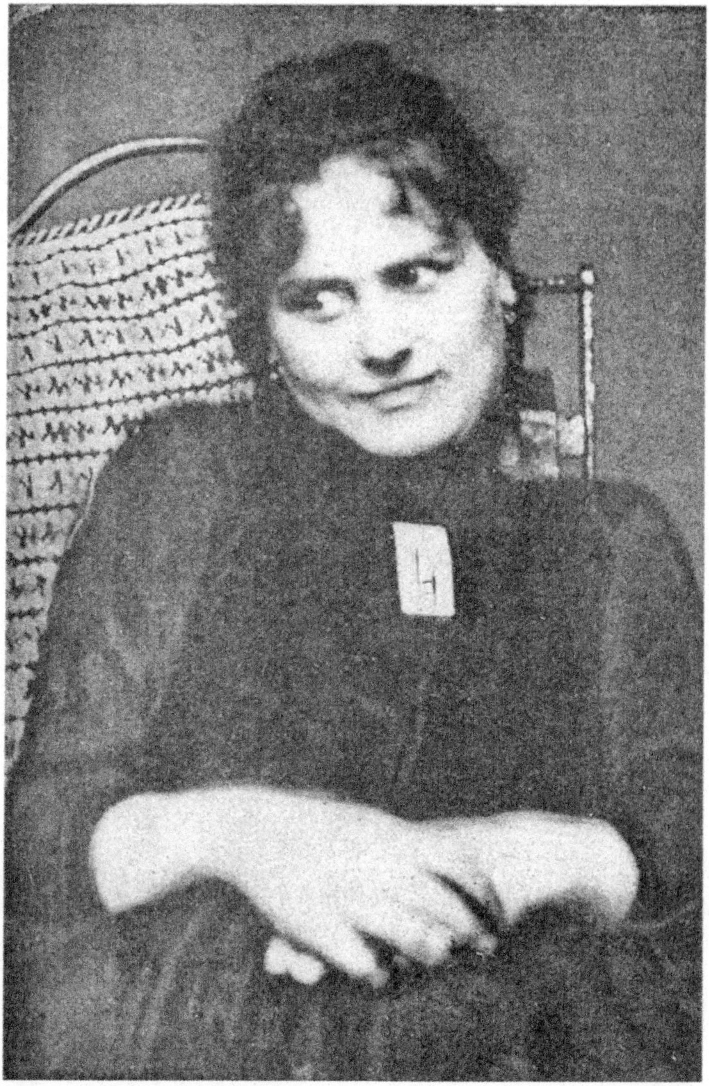

Georges Luys fec

Esther sous l'action de l'essence de thym.

Hallucinations gaies.

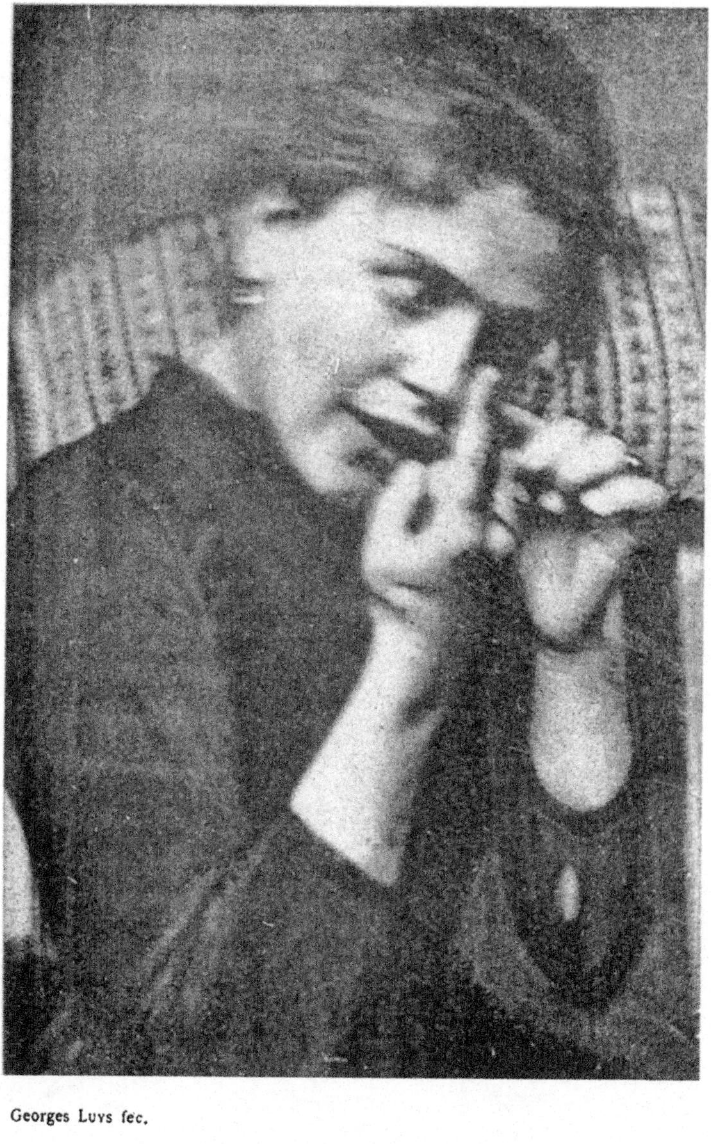

Georges Luys fec.

Esther sous l'action de l'essence de thym.

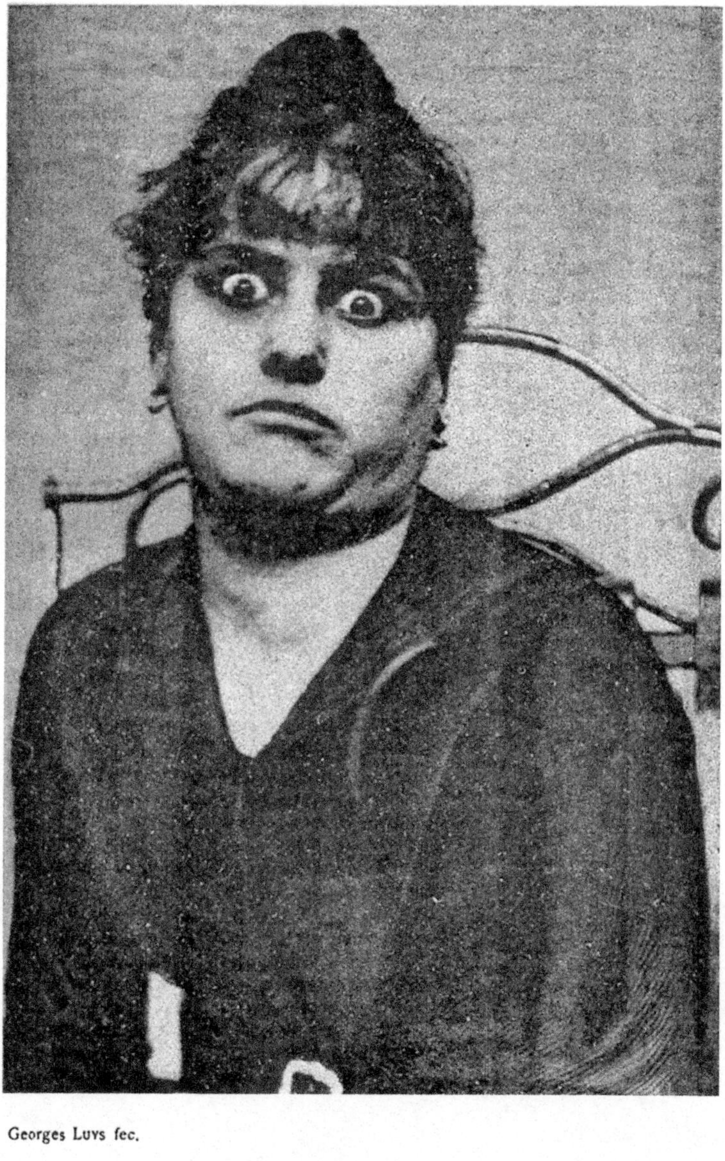

Georges Luys fec.

Esther sous l'action de l'essence de thym.

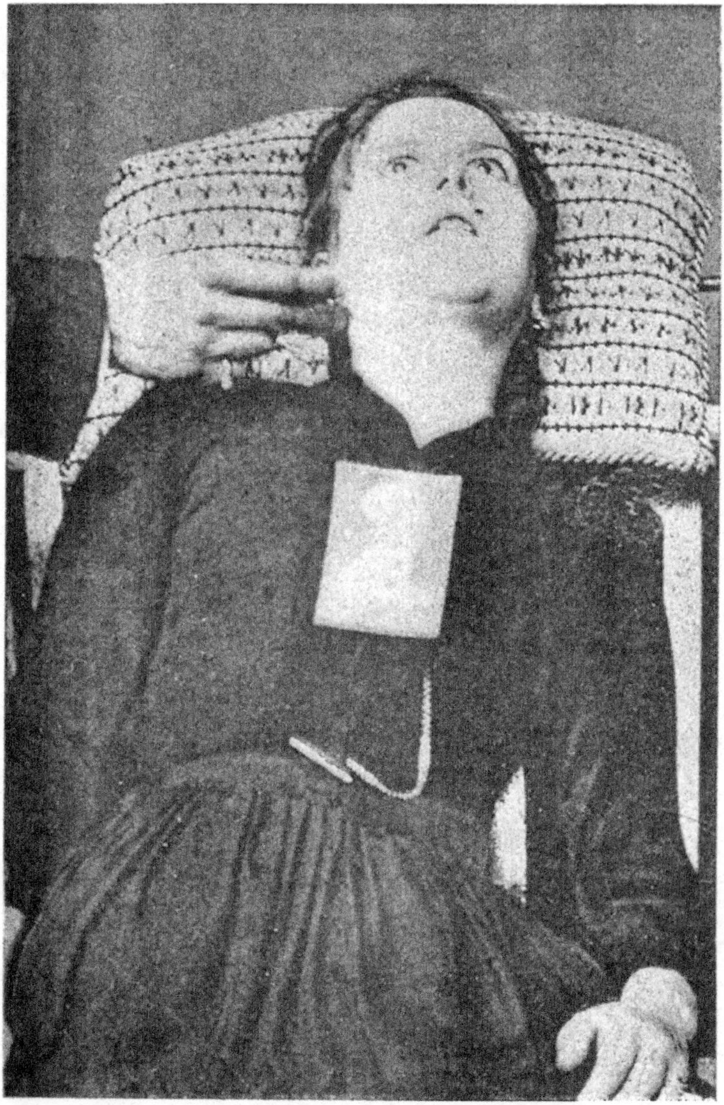

Georges Luys fec.

Esther sous l'action du bromure de potassium.

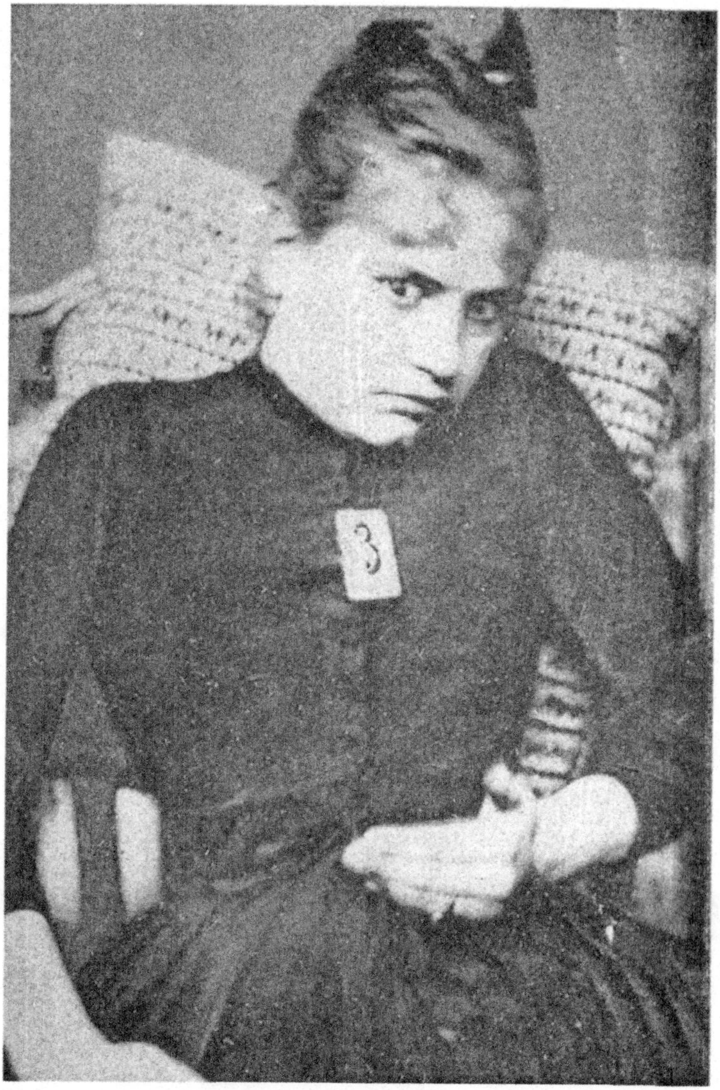

Georges LUYS fec.

Esther sous l'action de la poudre d'ipéca.

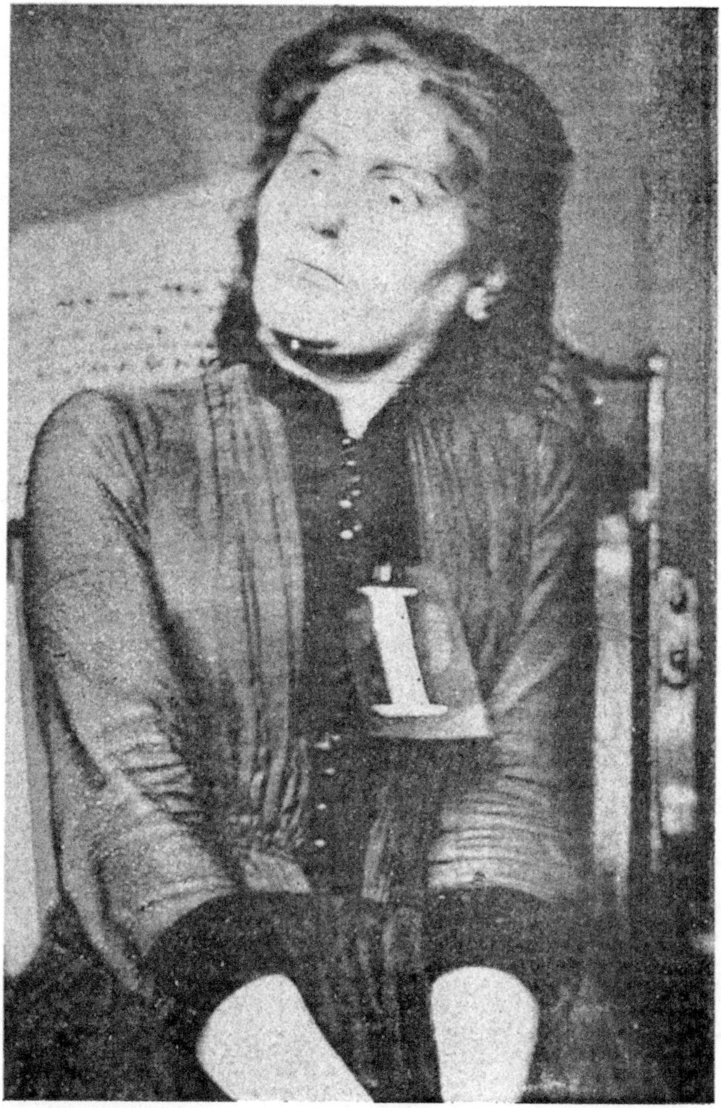

Georges Luys fec.

Esther sous l'action du chlorhydrate de morphine.

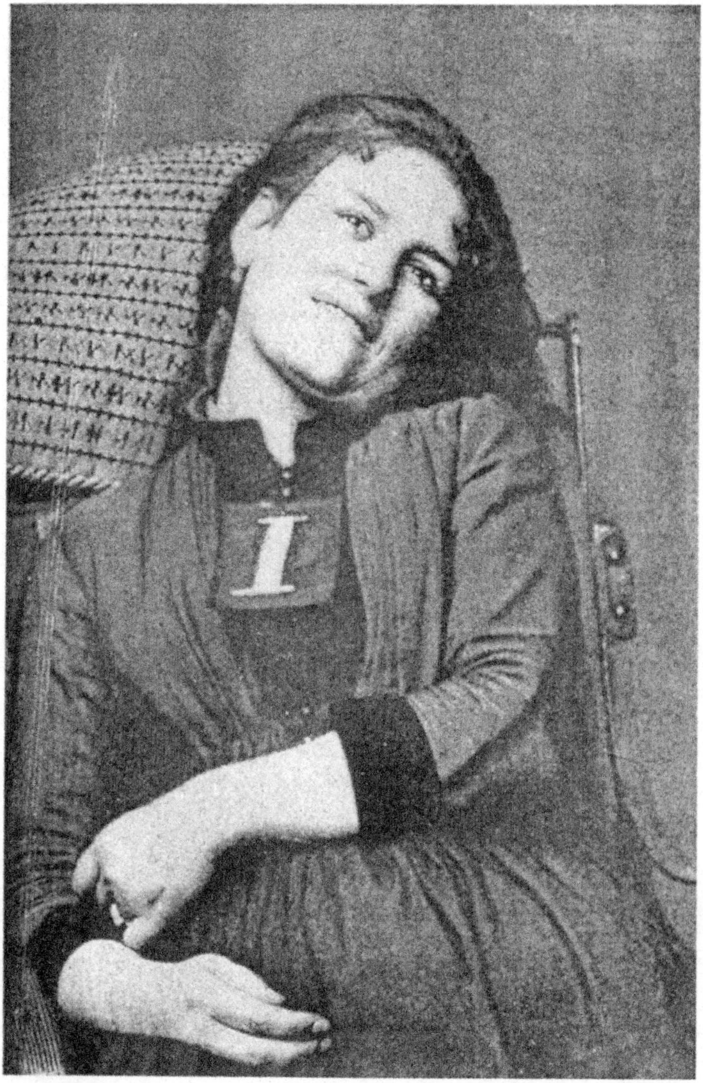

Georges Luys fec.

Esther sous l'action du chlorhydrate de morphine.

Côte gauche.

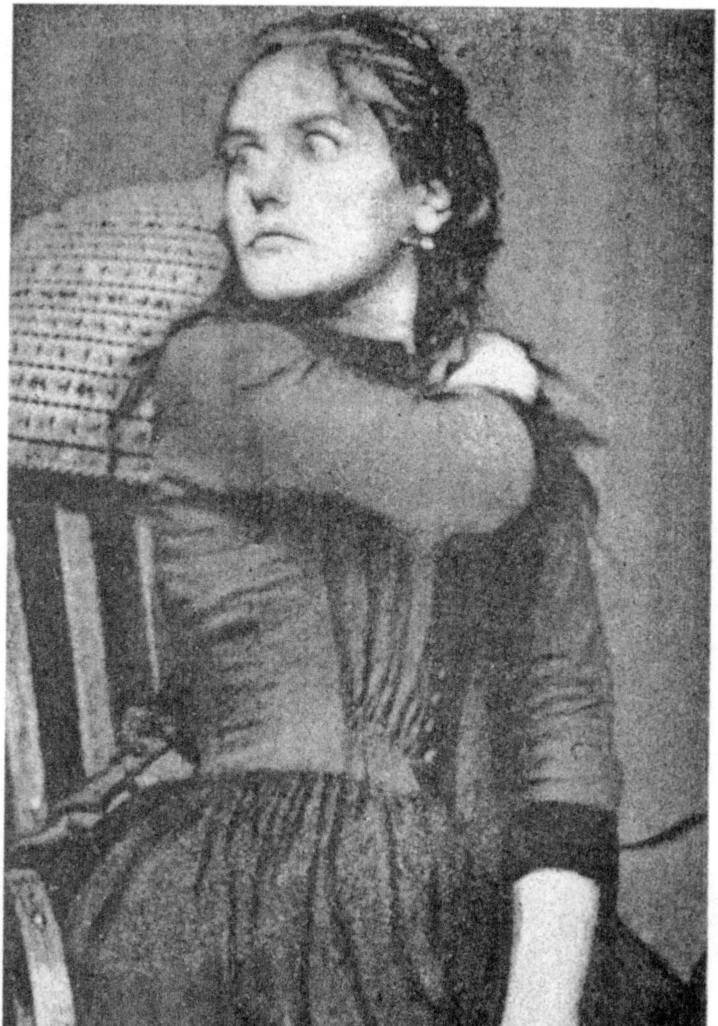

Georges Luys fec.

Esther sous l'action du chlorhydrate de morphine.

Côté droit.

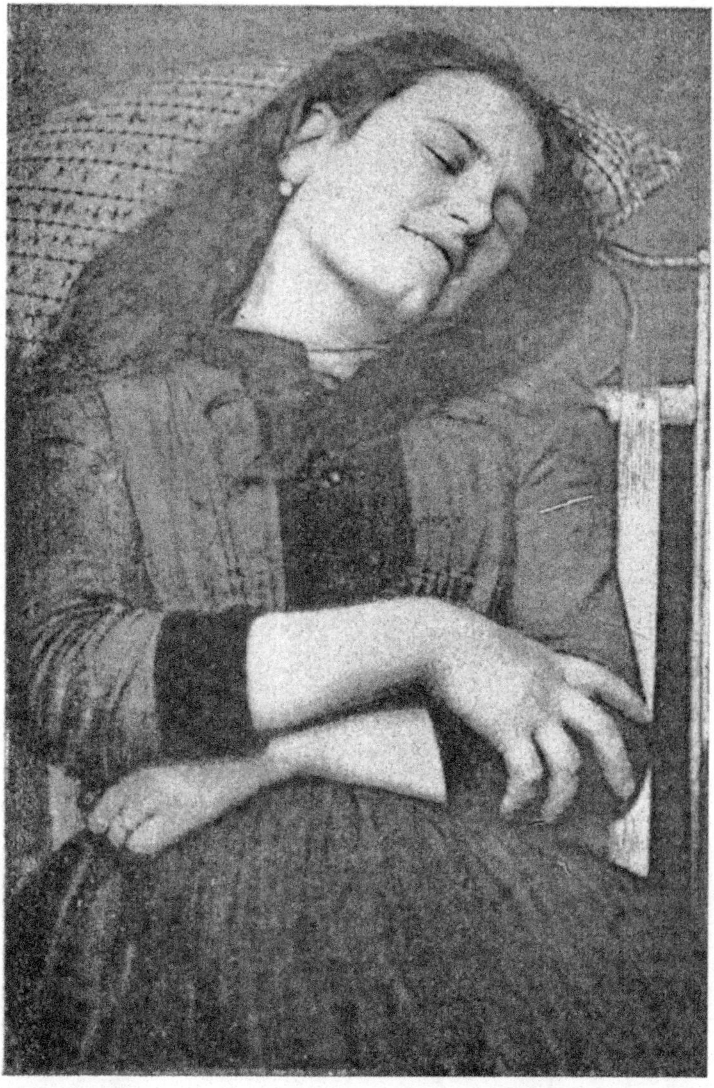

Georges Luys fec.

Esther sous l'action du chlorhydrate de morphine.

Sommeil morphinique.

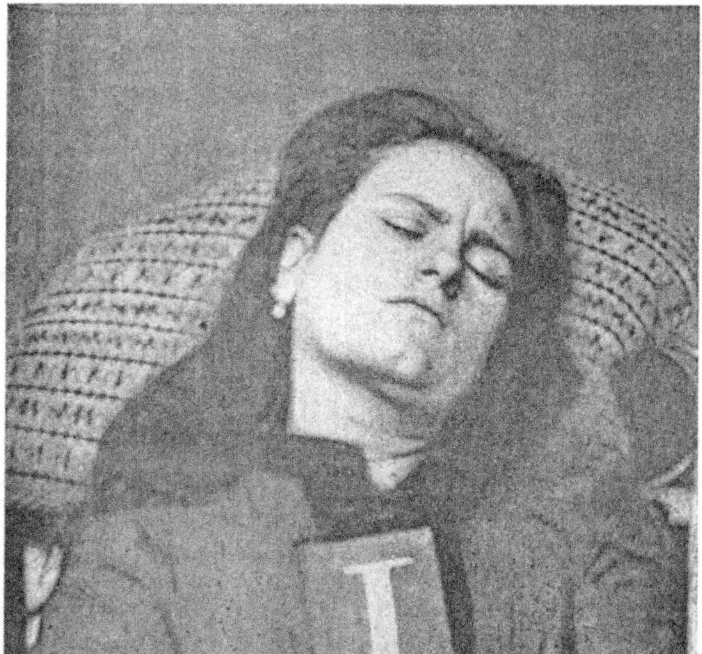

Georges LUYS fec.

Esther sous l'action du chlorhydrate de morphine

Sommeil hypnotique de retour.

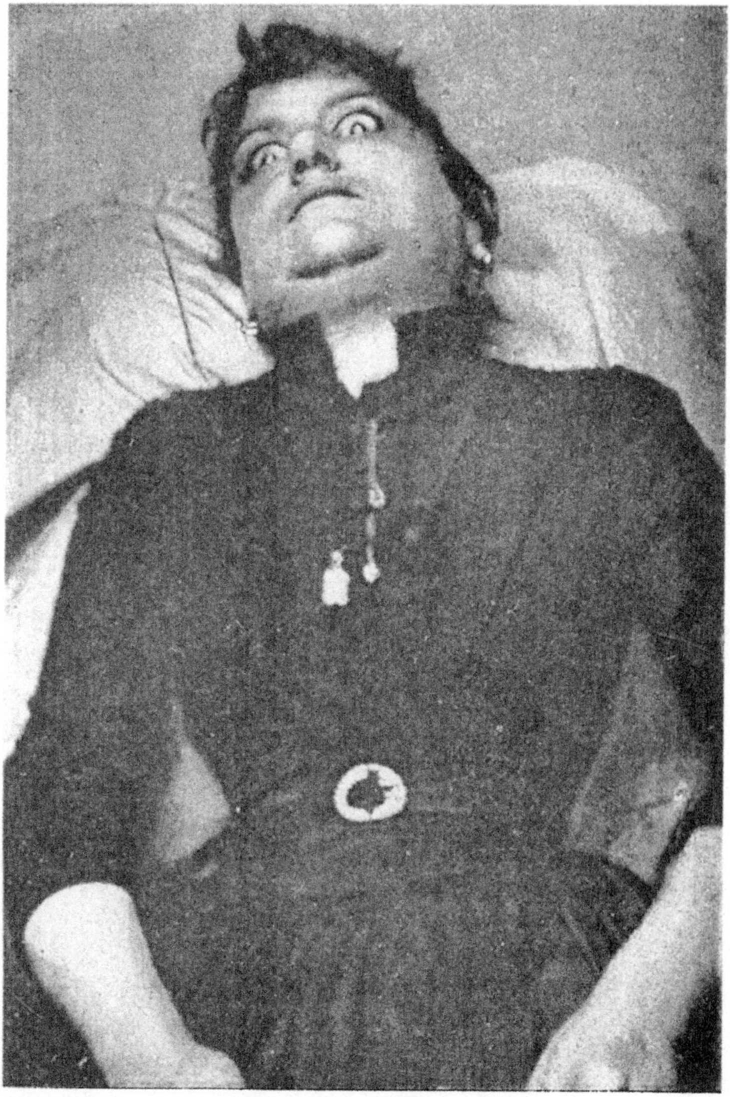

Georges Luys fec.

Esther sous l'action du sulfate de spartéine.

Tube placé au devant du cou.

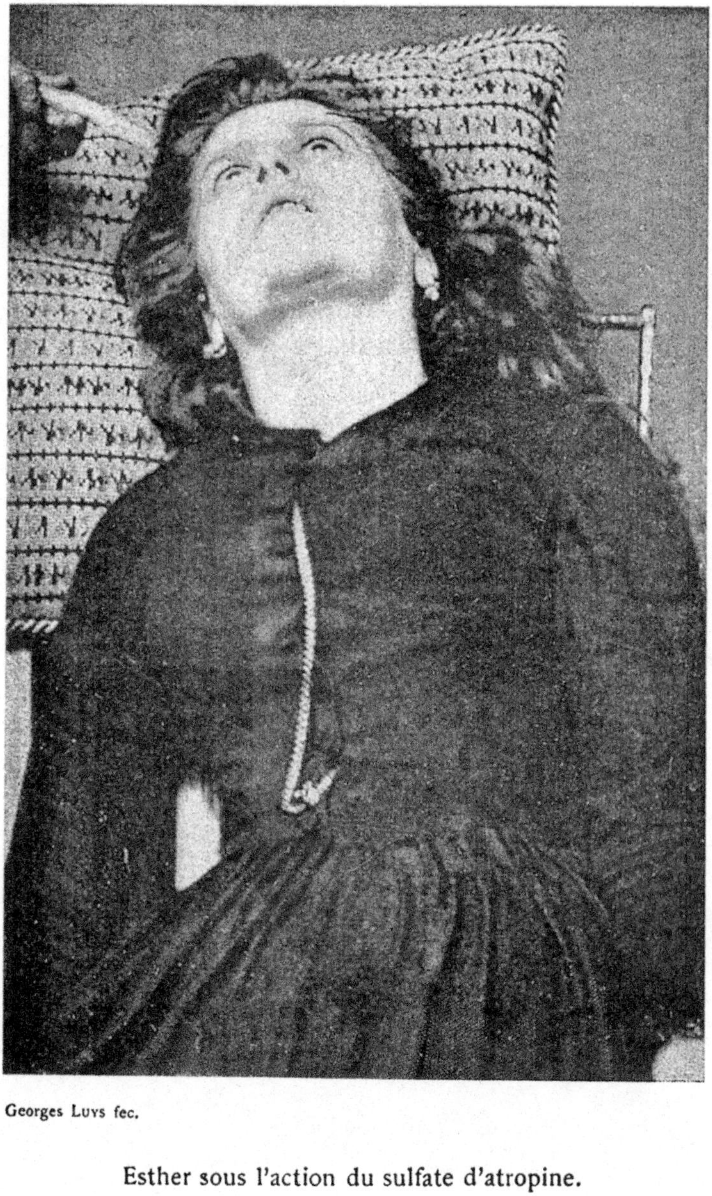

Georges LUYS fec.

Esther sous l'action du sulfate d'atropine.

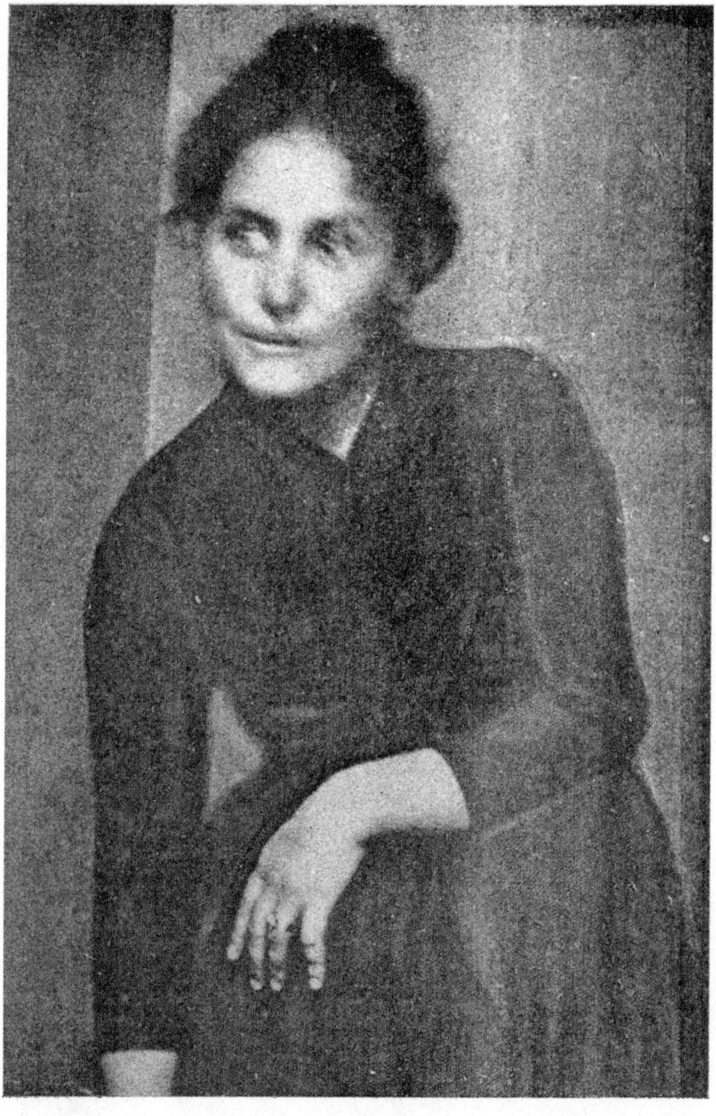

Georges Luys fec.

Esther sous l'influence de 10 grammes de cognac *dans un tube derrière le cou.*

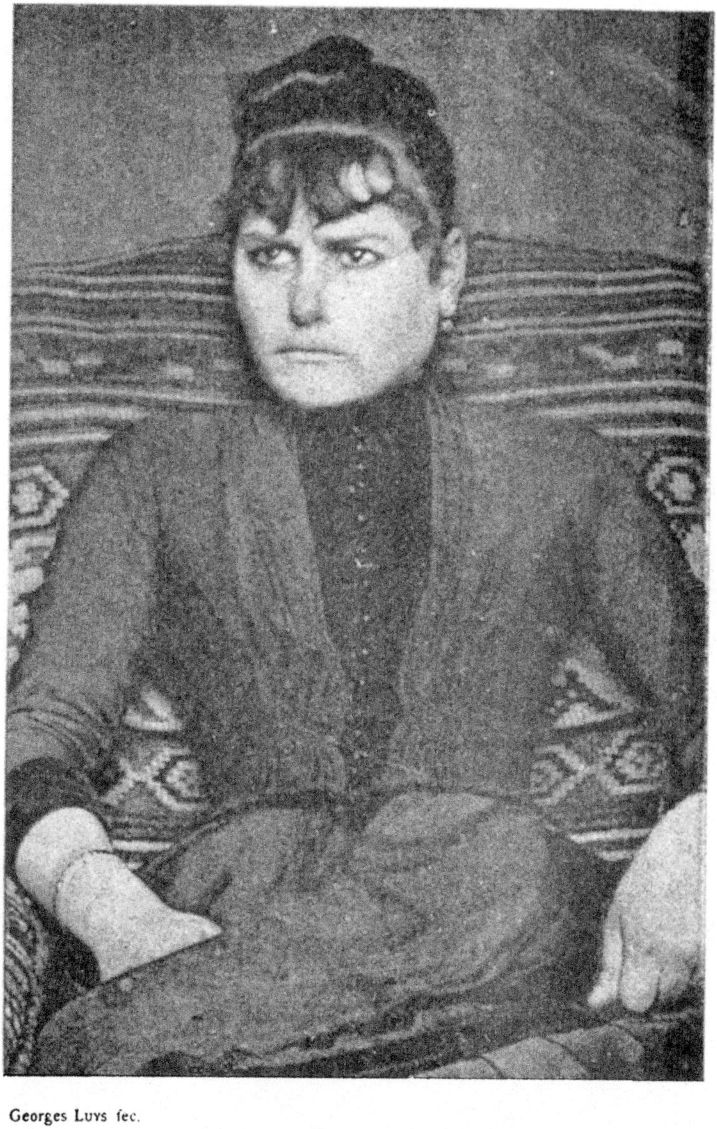

Georges LUYS fec.

Esther sous l'action de l'eau simple.
Hydrophobie expérimentale.

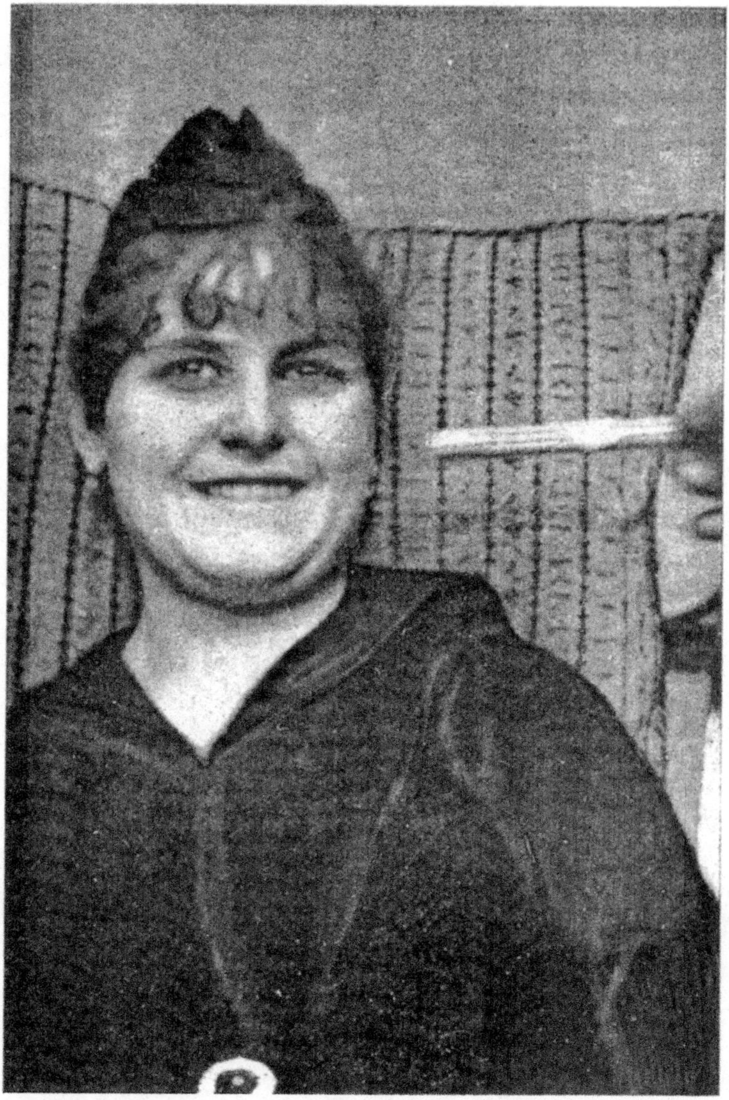

Georges Luys :e:.

Esther sous l'action du poivre ordinaire

à gauche.

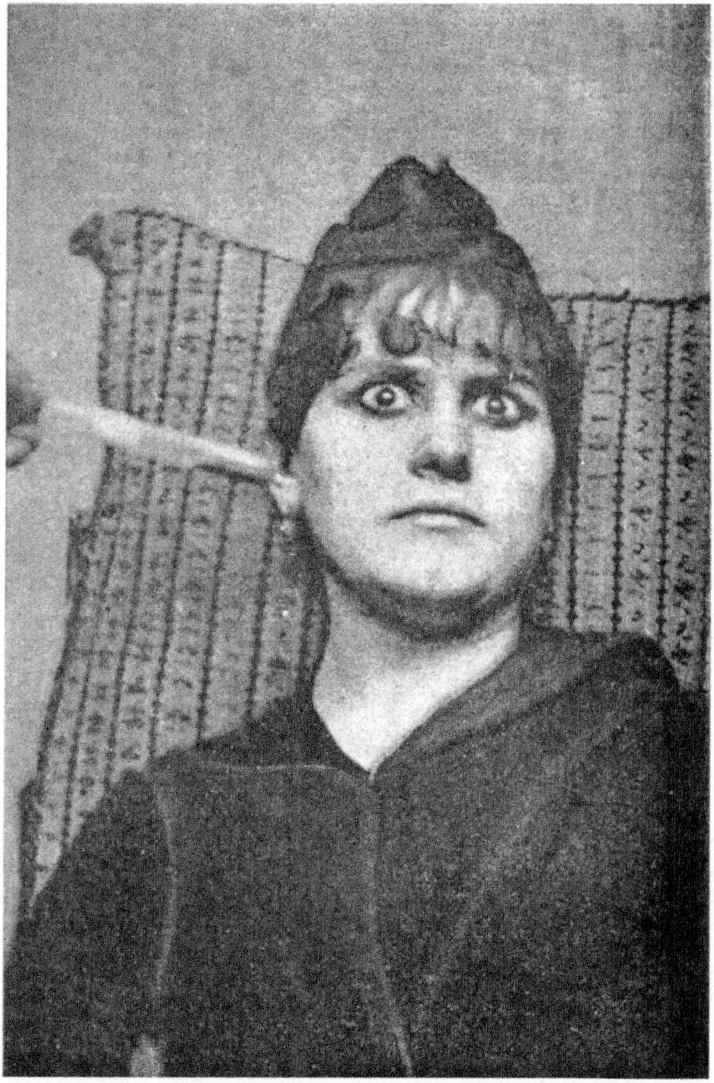

Georges Luys fec.

Esther sous l'action du poivre ordinaire

à droite.

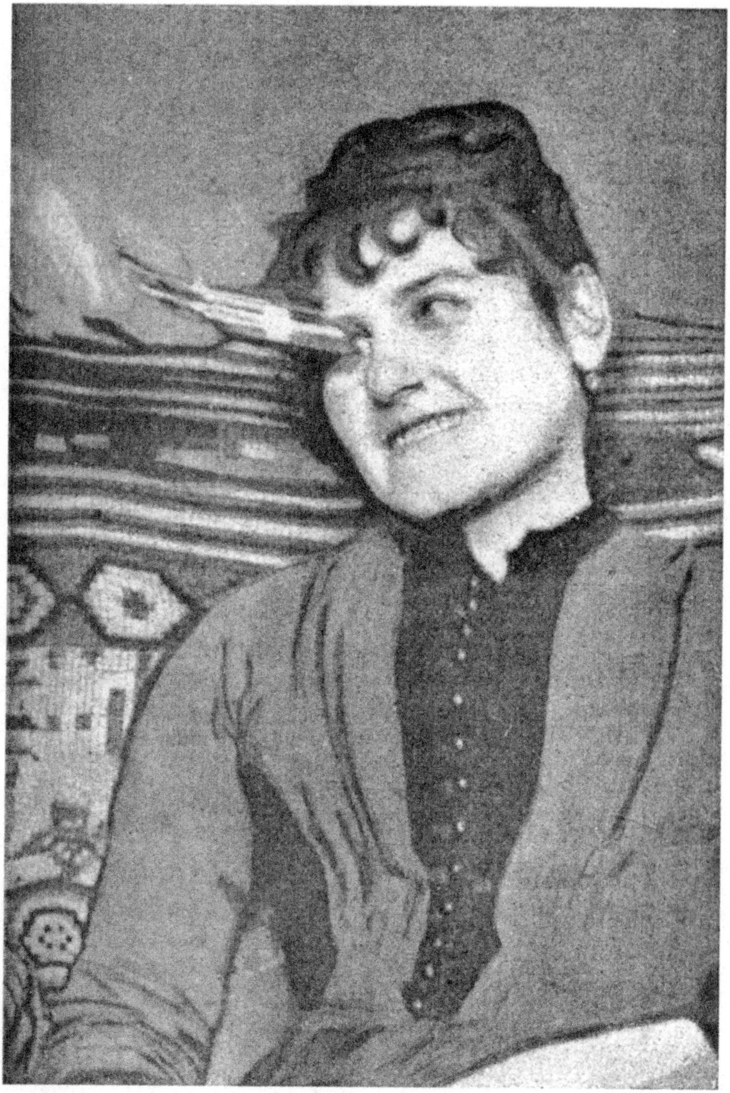

Georges Luys fec

Esther sous l'action de l'essence de fenouil.

Expression de tendresse.

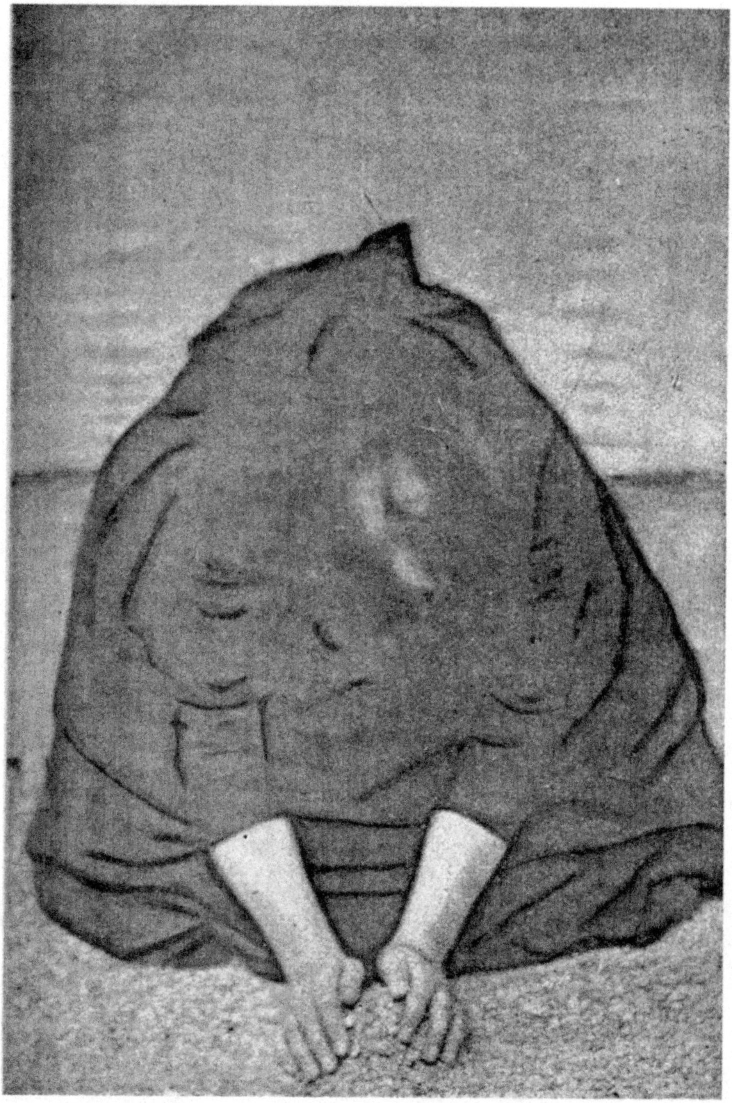

Georges LUYS fec.

Esther sous l'action de l'essence de valériane.

Tendance à gratter la terre.

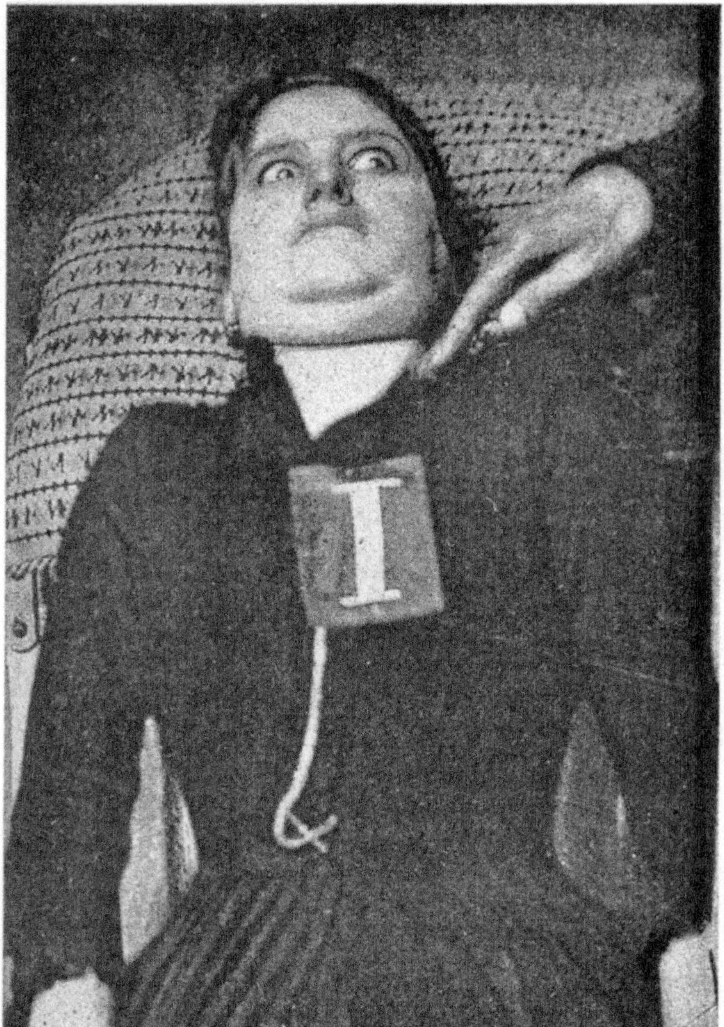

Georges Luys fec.

Esther sous l'action du sulfate de strychnine.

Gonflement du cou, à gauche.

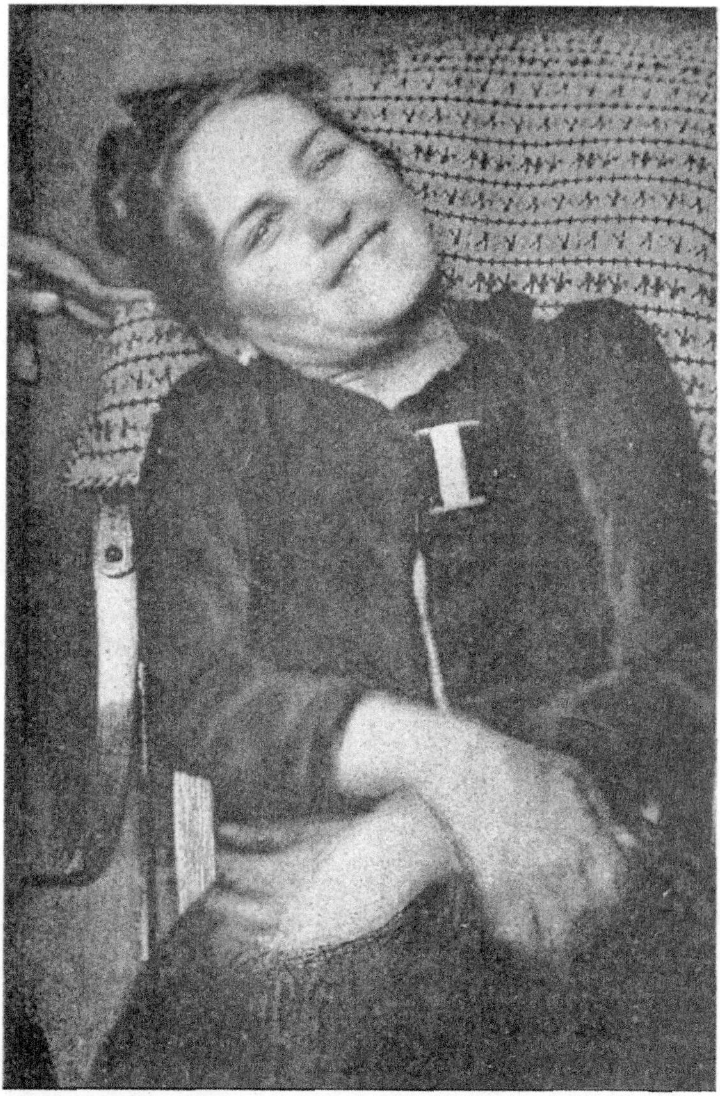

Georges LUYS fec.

Esther sous l'action du sulfate de strychnine.

Tube à droite. Expression de physionomie inverse.

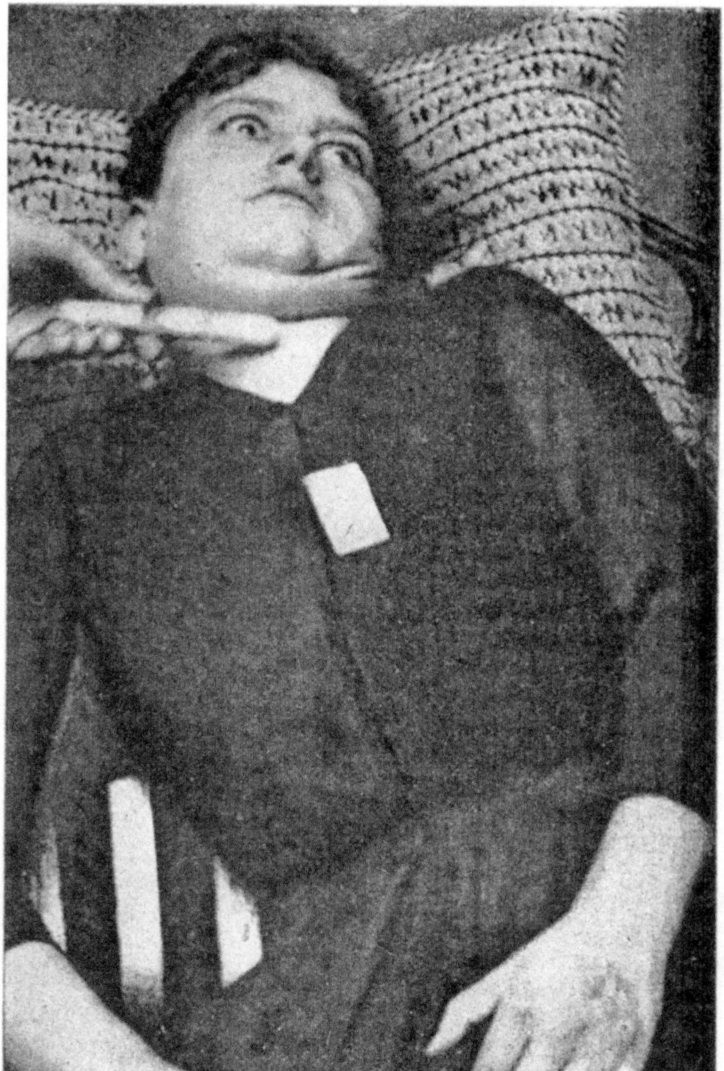

Georges LUYS fec.

Esther sous l'action de la poudre d'ipéca.

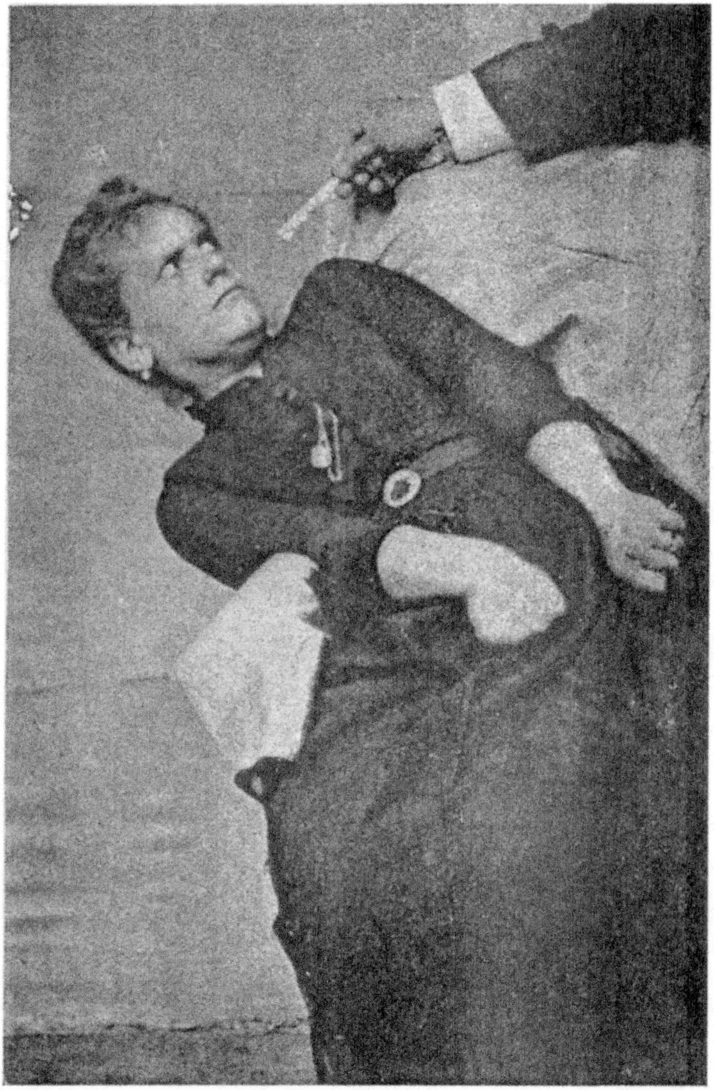

Georgés Luys fec.

Esther sous l'action du sulfate de strychnine.

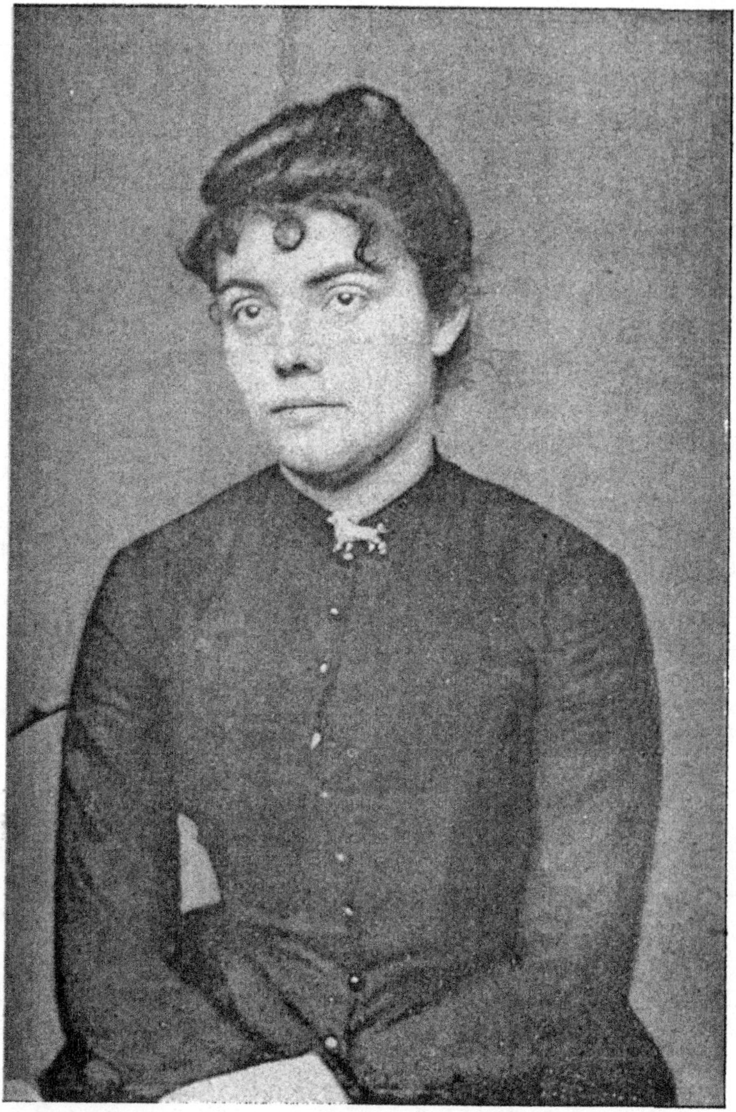

Georges Luys fec

Gabrielle à l'état normal.

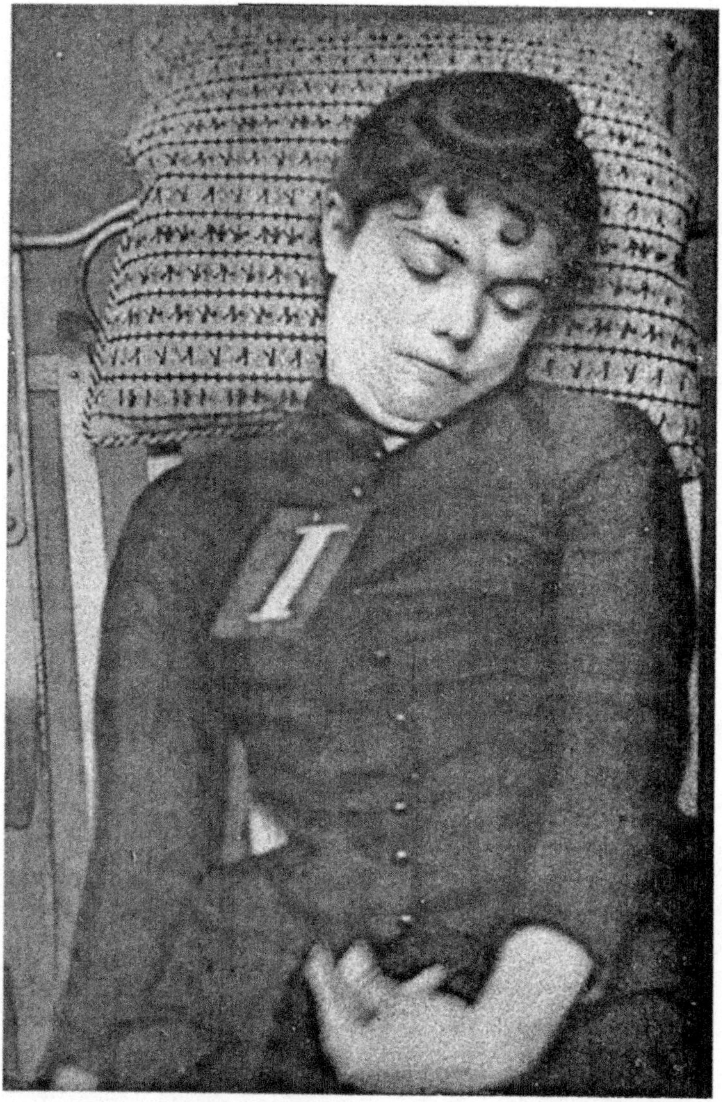

Georges LUYS fec.

Gabrielle sous l'action d'un tube contenant de l'eau simple.

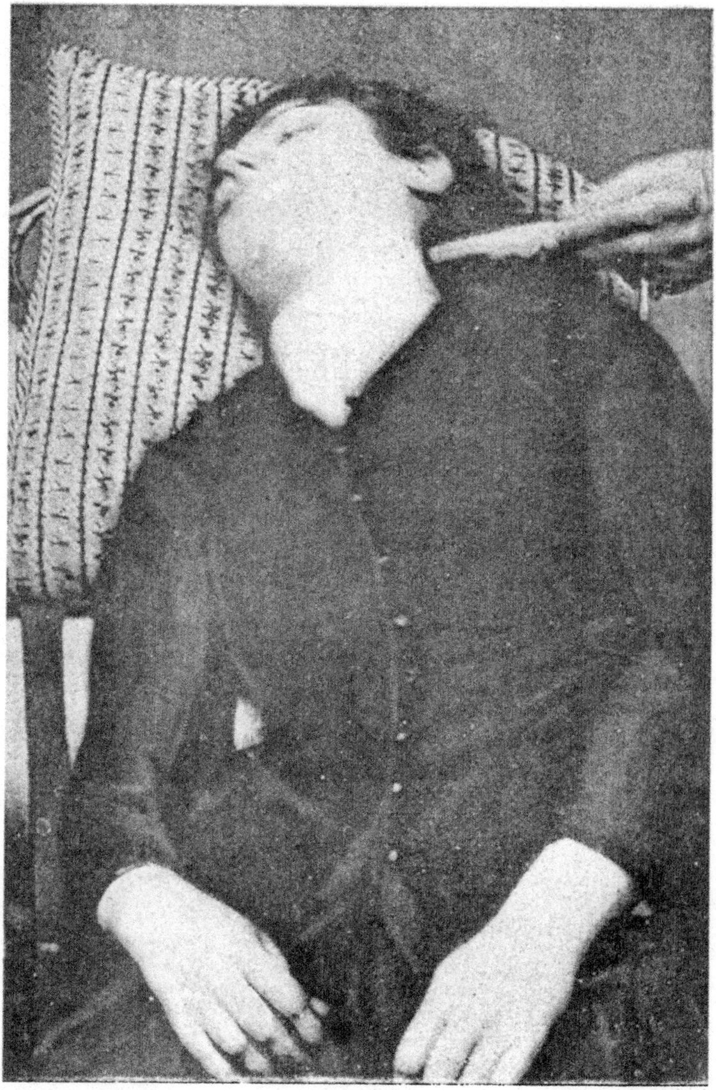

Georges Luys fec.

Gabrielle sous l'action d'un tube contenant du cognac.

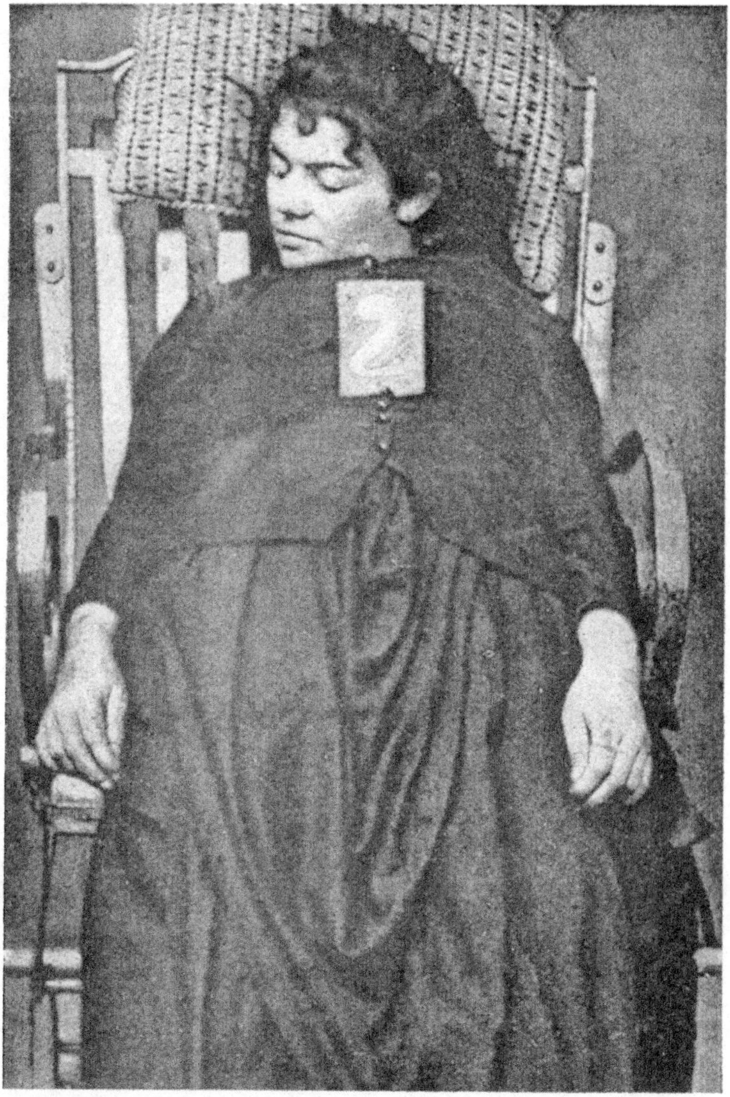

Georges Luys fec.

Gabrielle sous l'action d'un tube contenant du cognac.

Table alphabétique des substances expérimentées

Absinthe (essence d'). 206
Acide carbonique. 219
Ail. 188
Alcool absolu. 196
Anis (essence d'). 202
Assa fœtida. 215
Bière. 197
Bromure de potassium. 169
Café. 213
Chloral. 212
Chlorhydrate de morphine. 175
Cognac. 221
Cologne (eau de). 205
Curaçao (essence de). 203
Eau simple. 224
Fenouil (essence de) 200
Haschisch. 210
Héliotrope. 192
Hydrogène. 218
Hydrogène carboné et protoxyde d'azote. 220
Ipéca (poudre d') 181
Laudanum. 209
Laurier-cerise (eau de). 217
Muguet. 207
Musc. 214
Oignon. 190
Oxygène 217
Poivre. 187
Rose (essence de). 216
Rose (feuilles de). 193
Serpolet (essence de). 198
Sulfate d'atropine. 171
Sulfate de spartéine. 173
Sulfate de strychnine 167
Tabac (fumée de). 199
Térébenthine (essence de). 193
Thuya (teinture de) 186
Thym (essence de). 183
Valériane. 178
Verre vide (action d'un tube de). 227
Vin rouge. 195

FIN DE LA TABLE ALPHABÉTIQUE

TABLE DES MATIÈRES

Page

PRÉFACE. 5

CHAPITRE Ier. — Considérations générales. 15

CHAPITRE II. — Des procédés techniques à employer dans la conduite des expériences. 26

CHAPITRE III. — De la méthode à suivre dans la conduite des expériences. 59

CHAPITRE IV. — Symptomatologie. 83

CHAPITRE V. — De la sollicitation des régions émotives par l'action de verres diversement colorés. 121

CHAPITRE VI. — Du dédoublement. 126

CHAPITRE VII. — De la transmission à distance des émotions d'un sujet hypnotisé à un autre. 133

CHAPITRE VIII. — Déductions thérapeutiques. 140

CHAPITRE IX. — Substances et sujets. 153

CHAPITRE X. — Récit des expériences. 167

CHAPITRE XI. — L'Hypnotisme devant l'Académie de médecine. 229

PLANCHES I à XXVIII. . . . . 263 à 318

FIN DE LA TABLE DES MATIÈRES

LYON. — IMPRIMERIE PITRAT AINÉ, RUE GENTIL, 4.

Printed in Dunstable, United Kingdom

91220023R00181